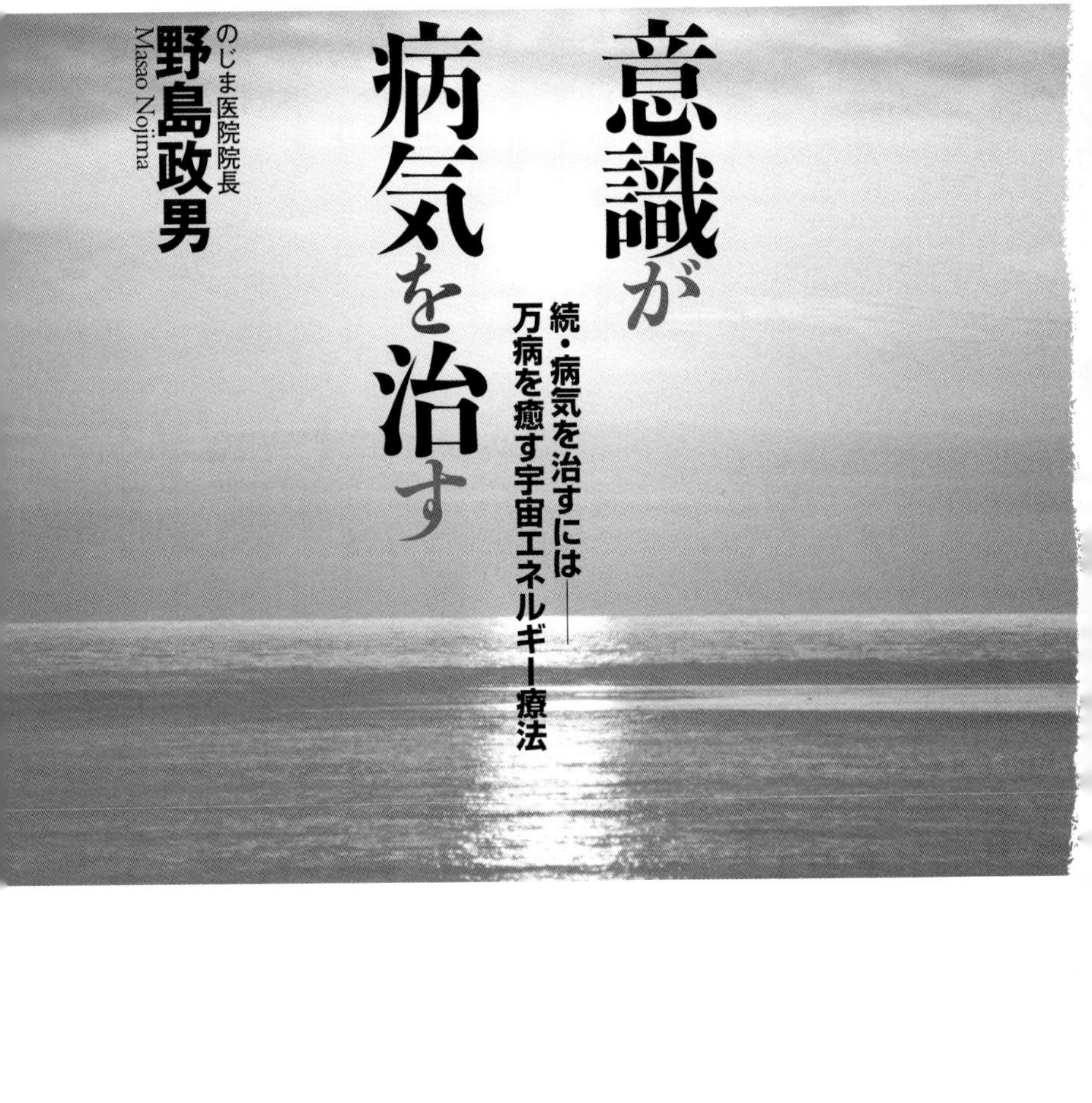
意識が病気を治す
続・病気を治すには——
万病を癒す宇宙エネルギー療法
のじま医院院長
野島政男
Masao Nojima

たま出版

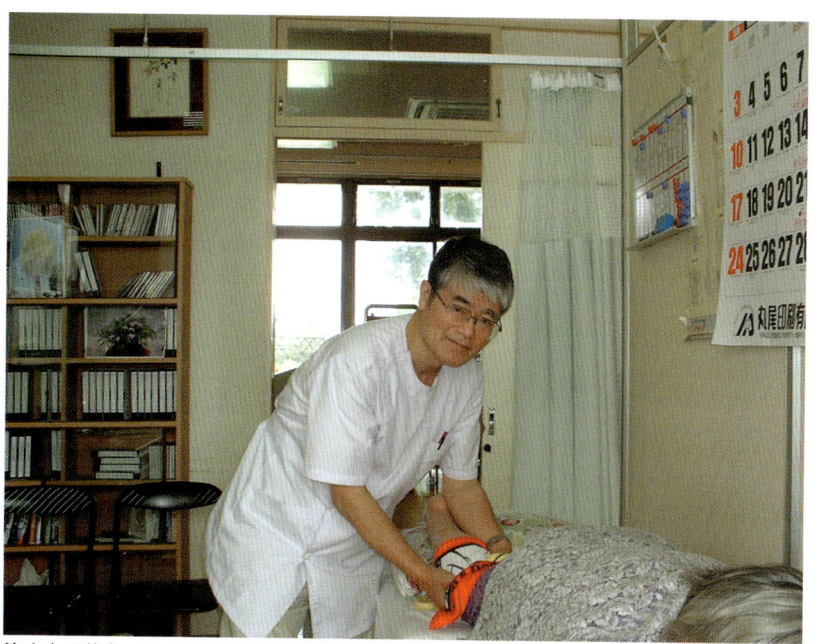

治療中の著者。

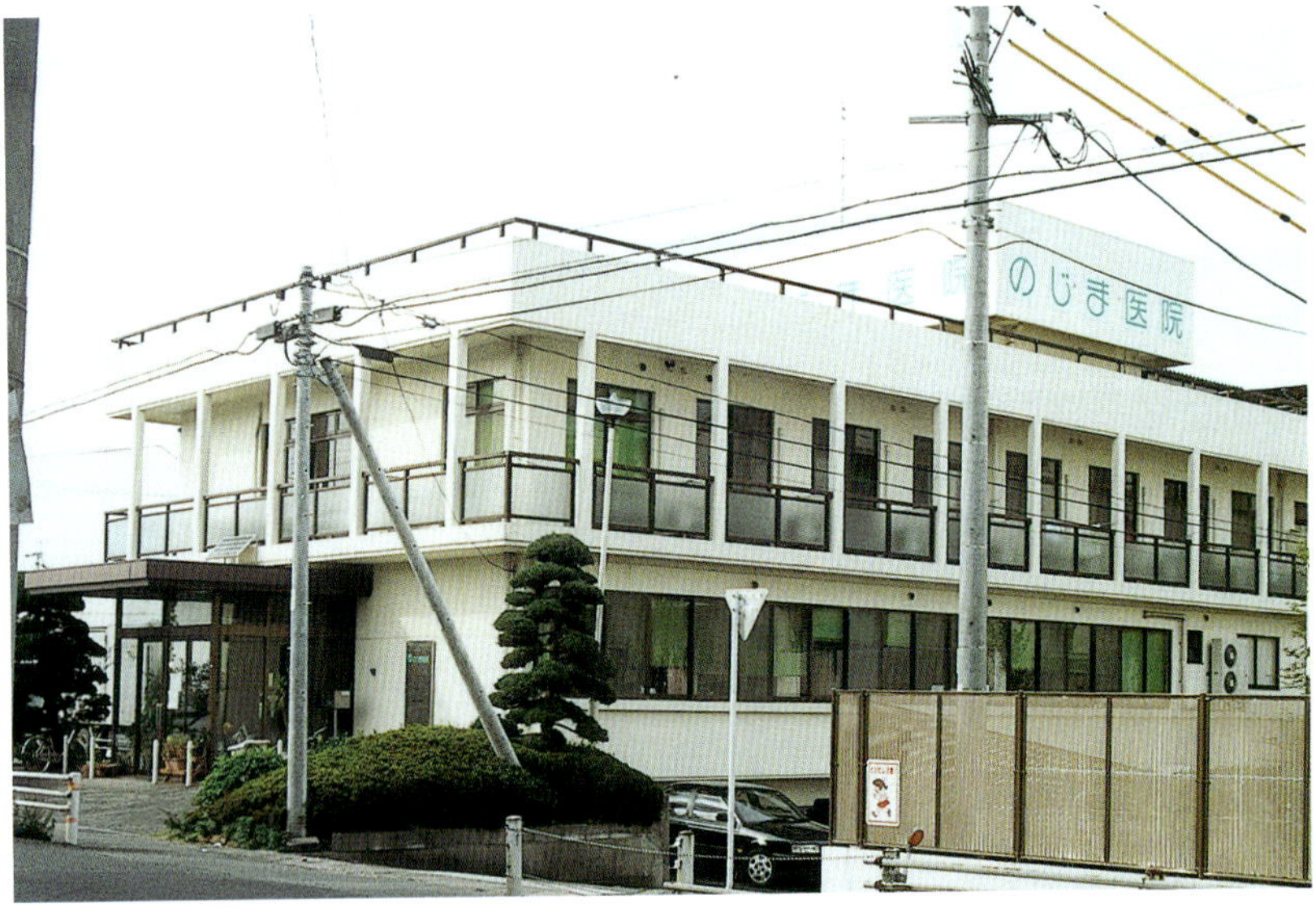

のじま医院全景。

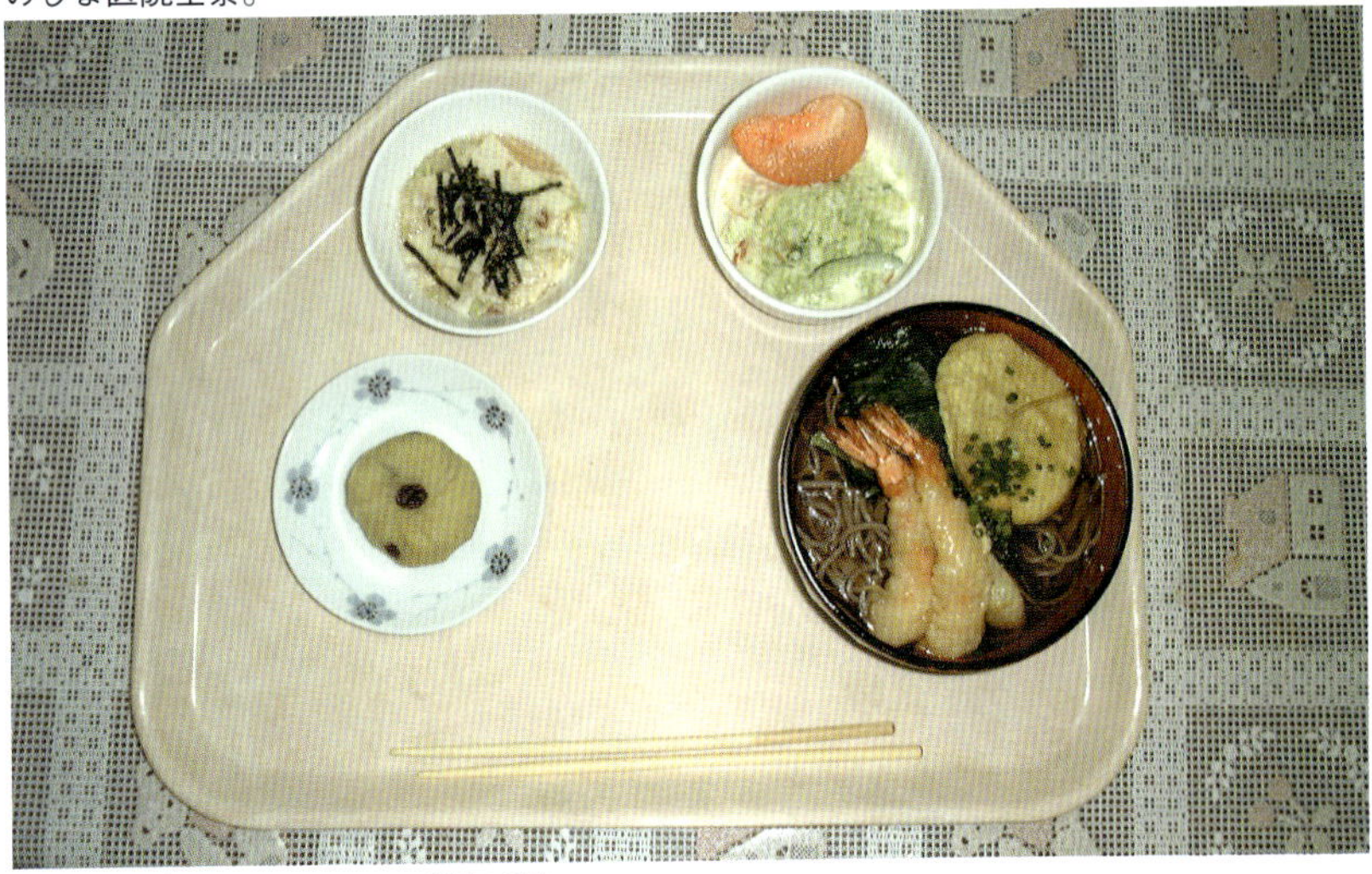

入院患者向けのメニュー。（第２章）

意識が病気を治す◆目次

第6章　私たちは何を食べれば良いか　237

すべてはつながっています
すべては一つです
野島政男
2008年2月2日

カバー・各章扉写真（徳之島）撮影＝成貢《なりみつぐ》

序章　ある日の院内での祝賀パーティ

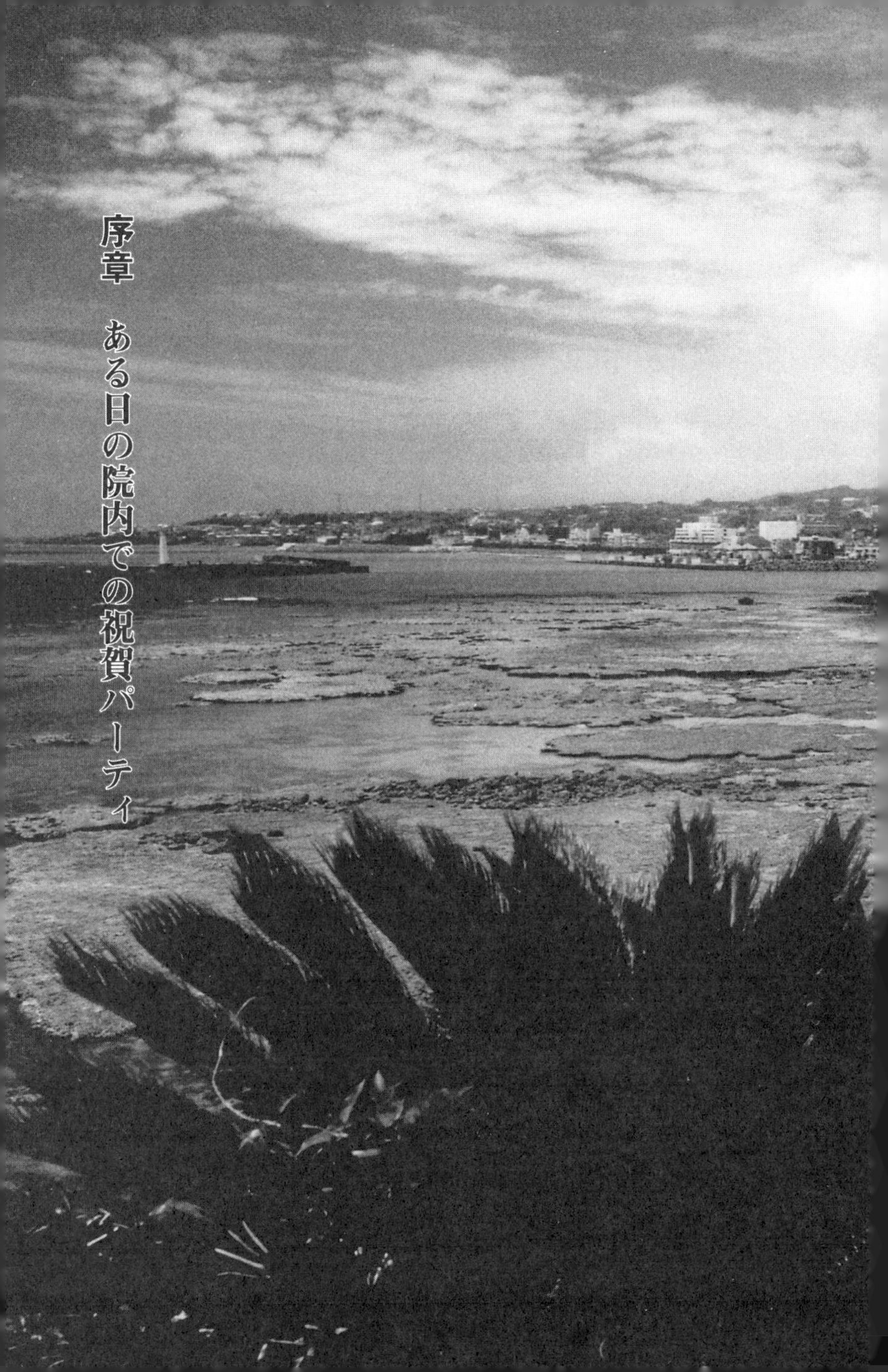

その日、のじま医院を退院したWさん（女性）の職場復帰と、気を病んでいたMくん（男性）の成人を祝う合同祝賀パーティが院内で催されることになりました。

このWさんは、肺ガンを患って二年ほど職場を離れていましたが、根気良く私の治療を受けてきた甲斐があって、状態はかなり良好となり、間もなく働けるようになったのです。

若いMくんのほうは、家に引きこもりがちで、ご家族を悩ましていたようですが、私の遠隔治療によって二十歳《はたち》になるのを前にして立ち直り、ふつうの生活を送れるようになりました。

それに、このパーティは私の誕生日祝いも兼ねています。「地元の人たちに喜ばれる医者になろう」との信念で走り出した私ですが、いまでは全国各地の病める人たちの治療も加わって多忙を極めており、気がついたら還暦一歩手前になっています。

そんなわけで、院内パーティを企画したのですが、それが祝賀会にせよ、何にせよ、患者さんや医師や看護婦やその他関係者が集まって、病院の中でこんなパーティを開くなんて、医師の私でさえ、よそでは、あまり聞いたことがありません。でも、のじま医院では別に珍しいことではないのです。年に数回は、なんだかんだと催しています。老人ホームでもあるまいに、どういうことだと思われるかもしれませんね。

しかし、私の医院は老人ホーム並みか、それ以上に家庭的な雰囲気に包まれており、ひと声かけると、みんな楽しそうに集まってきてくれます。

この日の会場は、手術室を改装した部屋にしました。寝たきりの患者さん以外は全員参加となったので、そんなに広くないこの部屋は、半ばスシ詰め状態。もともとアカの他人だった患者さんたちですが、まるで長年の友人か家族のようになって、和気あいあいです。誰もが入院した二日目か三日目には他の患者さんと仲良くなり、心おきなく身の上を打ち明け合ったり、相談し合ったりするのが私の医院の特徴でもあります。

このパーティの模様は、私の口から話すよりも、参加してくださった人たちの話を聞いたほうが良さそうです。実は後日、パーティに参加した患者さんたちに感想文を書いてもらったのです。その中から抜粋してみましょう。

●Yさんの感想文

夕方五時すぎに治療も終わり、MさんとKRさんと一緒に急いでプレゼントなどを買いにいきました。何が良いか、みんなで迷ったけれど、それぞれの知恵で夫婦茶碗、写真たて、アロマテラピーのろうそくセット、簡易あんま器、お花に決まりました。それと乾杯用のワインも。

喜んでもらえるかな?

七時過ぎから、みんなで準備をしましたが、野島先生の奥様がいろいろと知恵を下さいました。

先生がおいでになったときは、クラッカーで迎えました。それからワイン……。私はいろんな病院に入院しましたが、先生と患者さんたちが一緒になってワインで乾杯するなんて初めてです。

お祝いをした後、先生がみんなにお話をして下さいました。「隣の人に親切にしなさい。そうしたら幸せになります」とか、「ガンになった人はいちばん幸せです」などと教えて下さいました。その他、いろんなお話をして下さいました。

私はふだん飲まないワインをたくさんいただき、楽しい、和やかなパーティとなり、その夜はなかなか寝付かれない幸せな一日でした。


私（野島）からちょっと注釈をつけると、のじま医院では食事にずいぶんと気を遣《つか》っており、通常、お菓子を食べるのは禁止していますが、この日はおめでたい席なので例外です。少量のお菓子と、アルコールや他の飲み物などをみんなで持ち寄り、ささやかながらも心のこもったパーティになりました。

●Nさんの感想文

昨夜は、本当に素敵なパーティに参加できたことが大変うれしく、野島先生を始め、奥様、そして入院患者のみなさんに感謝します。のじま医院に来ると、入院患者さん同士もなんだか以前から知り合っているかのように仲良くなり、治療を受けに入院しているのだけど、毎日が楽しく、昨夜もみんな仲間という感じでとても楽しいひとときでした。

ここでは、自分が間違った生き方をしてきたことや悩みごとを隠さずに話すことができ、また、人からお話を聞いたりすることで、さまざまな気づきを得たり、反省したりできるので、本当に素晴らしいところだと思いました。

昨夜も和やかなムードの中、先生が素敵な笑顔でいろいろなお話をして下さり、とても勉強になりました。私は生まれてから今まで、いつもどこかが痛くて、健康そのものという状態を知りませんでした。だけど、私の思いひとつで健康になれるんだということを先生から教えていただき、希望を持つことができました。

ようやく少しずつではありますが、先生のいわれることを理解できるようになった自分をうれしく思っています。

それから今朝、気づきがありました。昨夜、先生の奥様から「パーティに参加できない人たちにリンゴを配ってきて下さい」と言われ、何人かの患者さんに配りにいったのですが、その中の一人のおばあさんが今朝、私に「きのうはありがとう」と笑顔で感謝して下さったのです。私のちょっとした行為に対して感謝してくれたことがとてもうれしくなって、先生が「人に奉仕しなさい」といわれることは、こういうことなのかと気づかせていただき、私も感謝の気持ちでいっぱいになりました。

ありがとうございました。

●ＫＲさんの感想文

先生の誕生日前夜、〝のじま学園園児〟（私はこう名づけています）が集まり、ごくささやかで、ごく賑やかなパーティが開かれました。

この夜の感激は生涯忘れえぬことでしょう。

先生の大いなる慈愛に抱かれている幸せな同胞と、今、ここに共に在る喜びに気が高揚し続けています。老若男女、何の壁もないあの和気あいあいの暖かさがふつふつと沸き出ています。

先生、奥様、本当にありがとうございます。齢は遥かに年長の私ですのに、父、母のごとき慈愛にただただ甘え、すがっております。

あの夜、みなさんの幸せあふれる笑顔と感動のお話、数々の奇跡のごとき喜びの報告、そして、ありがたき先生のお言葉の一語一語が私の心の糧になったようです。

「大いなる慈愛」、なんと暖かく清々しい響きだろう！


ＫＲさんは「奇跡のごとき喜びの報告」と書いていますが、これは私のエネルギー治療によって、治りにくかった病気が不思議にも治ってしまったことを指しており、そのようなケースが続出しているので、患者さんたちにもお知らせしているわけです。

しかし、このような不思議現象は、私にいわせれば、奇跡でもなんでもないのです。きれいな心を持つことができるようになれば、そして、私のエネルギーを素直に受け入れられるようになれば、治りにくかった病気も治せるというだけのことです。

●Wさんの感想文

入院中、充分に治療していただいたうえ、喜びをたくさん与えていただきありがとうございました。十日間はあっという間に過ぎました。日々、目まぐるしく出会いに恵まれ、先生や患者さんから多くを学べて、喜びと気づきの連続でした。

帰宅後は、今まで以上に動きまわり、先日、姉夫婦が来たときには、「私はこれから心をきれいにして暮らすのよ」と話したところです。膝や腰の痛みを先生に治していただいた母がはつらつとしているので、姉はとても驚いていました。母は八十六歳でも、神とか、心をきれいいにするとかと、話すようになりました。

退院前夜、先生を囲んでパーティをしたことも良かったです。奥様が教えて下さったことをヒントに急いで企画しましたが、患者さんたちがそれぞれの役割を果たして下さって、とても良い時間を共有できました。

あのときの先生のお話、患者さんたちの話や様子、Mくんの引きこもりと電話による遠隔治療についての先生の説明も、私には勉強になりました。Mくんが一歩足を踏み出すときの表情がわかってきたので、うれしかったです。Mくんが帰り際、私の母に「おばあちゃん、ありがとうございました。お元気で長生きして下さい」と優しく声をかけてくれたときは　涙が出そうでした。

私は、のじま医院で愛を与えられっぱなしでしたが、これからは先生がおっしゃったように、周囲に良い影響を与えられる人生になるよう生きていきます。それが多くの出会いに助けられ生かされていることを広げられることになると思います。苦しみの果てにのじま医院に辿り着き、たくさんの人が幸せになっています。これからはその輪がどんどん広がり、多くの人の人生が変わって、明るいものになるでしょう。本当にありがとうございました。

ガンを克服して前の職場で働けるようになったWさんですが、この人も高齢のお母さんと共にのじま医院で治療を受けています。このように肉親や友人が同じ病院や医院に通うケースはよくありますが、私の医院ではその傾向がとくに顕著です。クチコミでそのような輪が広がっているわけで、それが全国的な広がりを見せているのが近年の特徴でもあります。

あの日のパーティに関する患者さんの感想文は、ここに紹介した以外にもいくつかありますが、みなさん、おおいに楽しまれ、癒されたようです。

一部の感想文に私の女房のことが書かれてありますが、これは女房が看護婦や事務員と一緒になって動きまわっているからです。六人の自分の子供を育てる母親としても、家事一切を仕切る主婦としても多忙なはずですが、のじま医院と自宅が隣接していることもあって、彼女は患者さんたちのためにもせっせと働いてくれています。

それもこれも家族的で、家庭的な病院ということができるようですが、その延長とでもいえましょうか、昨年（二〇〇一年）からインターネットのホームページを設けました。タイトルは「のじま荘へようこそ！」です。多くの人たちに見てもらったり、参加してもらおうと思っています。

のじま荘であって、のじま医院ではないことに「?」と思われるでしょうが、このホームページの表紙を読むと、そのわけがわかります。そこにはこんな文章が載っています。

[のじま荘へようこそ！]

のじま医院は鹿児島にありますが、なぜか全国から患者さんが訪れるというちょっと変わった病院です。

きょうも看護婦さんの声が院内に響きます。

看護婦「○○さーん、○○さーん、診察ですよーっ」

事務員「○○さんは、さっき温泉に出かけましたよ」

看護婦「………」

という具合に当医院の患者さんは、病院を旅館と思っている人が多いみたいです。天気の良い日は、お散歩や温泉や出水《いずみ》のツルを見に行ったり、入院しているのになぜか楽しそうです。

いつの頃からか、のじま医院は入院患者さんに『のじま荘』と呼ばれるようになっていました。

このホームページは事務員である娘が覚えたてのＩＴ（情報通信技術）を駆使して、面白がって作ってくれているようなものです。これも私の考えていることや、していることを、どんな人にもわかってもらいたいので開設したのです。

私の医院ではまた、お祝いのパーティばかりでなく、私が病気について話す話を聞いてもらったり、波動テストの実演を見てもらったりする集まりも、しばしば持っています。

私が施しているエネルギー療法は、神秘的というか、あやしい感じを持たれそうですが、そんなことはありません。私は何も包み隠さずに、納得のいくまで説明したり、お見せしたりしています。それが院内での説明会や実演会ですし、月に二、三回は遠くに出かけていって講演しています。

「のじま荘へようこそ！」には、患者さんを始めとした方々の手紙も掲載しています。匿名だったり、実名だったりしますが、多くはご自身の病が癒えたことについての報告や感謝の気持ちが綴られています。

公共的なホームページの場を借りて、病気に苦しんだり悩んだりしている人も、あるいは、慢性病や難病を克服した人も、旧知の仲のように意思疎通をはかってもらえれば、私としてもうれしいことです。

このホームページには時折、私のエッセー風の日記も掲載しています。日々の医療活動を通して新たに経験したことや考えついたことなどを、ときには写真や図面入りで紹介しています。これも意思疎通の広がりを願ってのことです。

では、前置きはこの辺にして、「病気をいかにして治すか」についてを軸とする、私の思いと経験をご披露しましょう。

第1章　万病の原因は自分の心にあり

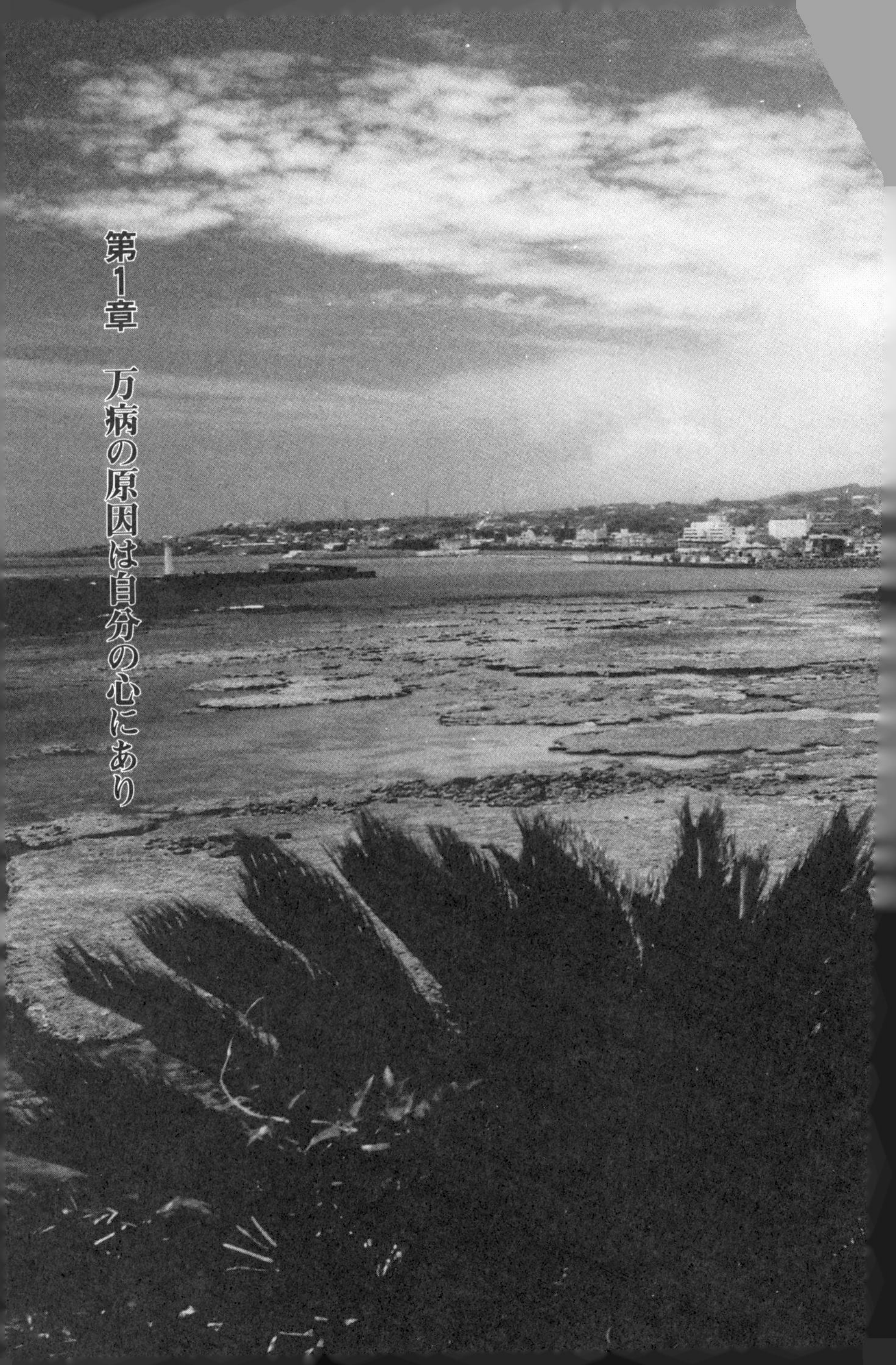

最初は気を悪くする患者さん

私を訪ねてきてくれる患者さんの多くは、自分の病気の原因を知りたがります。たぶん、よその医者に行っても同じことを尋ねるのでしょうが、私の応対は、よそとはかなり異なっていると思います。

「あなたの病気の原因は、あなた自身の心にあります」

あるいは、

「その病気は、あなた自身がつくったんです」

これがいつもの私の答です。木で鼻をくくったような素っ気なさといったらいいでしょうか。さらに、追い討ちをかけるようにこんなことも話します。

「あなたの心が汚いから病気を引き起こしたのです」

これに対して患者さんの反応は、ほとんどの場合、「カチン！」と来たり、「ムスッ！」といった感じです。自分の病気の原因を真剣な面持ちで質問するくらいですから、あらかじめあれやこれやと思い当たる節を考えてみたり、家族と話し合ったこともあるのでしょう。医学書などに目を通してきたかもしれません。

それなのに、まるで医師ではないような答が返ってくるのですから、腹が立ったり、がっかりするのは当然でしょう。

「わかりました。やっぱりそうですか……」

こう反応する人は、ごくわずかです。

おおかたの人は、ショックを受けたように落胆するわけですが、以前ですと、そのあとで二度と私を訪ねてこなくなる人がけっこういました。とくに、それが地元出水市《いずみし》とその周辺の人に多かったので、地元民から見放されたらどうしようかと、私も弱気になったものです。私が開業医になったときの信条は、「地元の人たちに親身になって尽くす医療を」というものでしたから。

ところが、地元の患者さんが少なくなるのと反比例するかのように、近県をはじめとする他県から、遠路はるばる訪ねてくれる患者さんが増え出したのはうれしいことです。他県というのは、九州のみならず、関東や関西や北海道も含めてのことです。

それはともかく、病気は自分の心がつくったものであることを私は確信しています。自分の心というのではわかりにくければ、自分の考え方、生き方と解釈してくれてもけっこうです。

汚い心が病気をつくる

人間は感情の動物であるといわれるように、人はさまざまな感情に揺り動かされています。そのなかでも良くない感情は、憎しみ、恨み、妬《ねた》みに代表されます。

　このような感情がわき出てきたり、いつまでも心に居座っていると、自分の持つエネルギーがマイナスに傾きます。それが悪いエネルギーとなって、心にたまってしまいます。そのエネルギーの塊《かたまり》が自分の弱い部分を痛めつけることとなり、それが形となって現れるのが病気です。

　言い換えれば、プラスの良いエネルギーが不足し、循環しなくなったために病気になったともいえます。

　この場合のエネルギーは、一般にいう物理的なエネルギーではなくて、生命体の活力を指すものと考えて良いでしょう。人間などの生き物だけでなく、あらゆる物質が持ち合わせている波動とも同じものです。エネルギー、すなわち波動です。

　この波動＝エネルギーは、心の状態によってプラスにもマイナスにも働きます。

私が「あなたの病気の原因は、あなたの心にある」というのは、心の状態が汚く、悪くなっていることを指しています。なぜ汚いかは、憎しみや恨みなどの悪い感情をため込んでいるからです。まさに、自分で蒔《ま》いた種が病気になって表れたというわけです。

もともと病気というものは、有形無形にせよ、存在していません。初めから病気があるわけではないのです。それでも病気になるのは、自分の思いや行ないや言葉がいけないからです。考え方、生き方が間違っているからです。「見えないものを信じることができない心」「人間として生きる心」が一番悪いのです。

では、悪い感情、悪い心は、どうして生じるのでしょうか。

まずは、わがままから生まれます。人のことを顧みず、自分中心に物事をとらえたり、考えたりするわがままな性格や習い性が病気の遠因ということになります。

そのような習性を身につけてしまうと、波動＝エネルギーがマイナスに働きます。実際にはエネルギーにはプラスもマイナスもありませんが、ここでは何事にも自分勝手なエネルギーを便宜的にマイナス・エネルギーといっておきましょう。このマイナス・エネルギーに支配されている心のことを、汚い心といいます。その蓄積が病の原因となります。

私は最近、マイナスの波動やエネルギーは悪魔のものという感を深めています。悪魔の波動、悪魔のエネルギーというわけです。これはなかなか消すことのできないもので、この波動を消せないでいると、憎しみや恨みがますます増幅するように思えます。

自己中心的な生き方をする人からは、悪魔の波動が出てきます。

一方、他人にやさしさや思いやりを与えている人からは、天使の波動が出てきます。

話は横道にそれますが、私の知る限り、この世でいちばん心が汚いと思われる人たちは、教師と医者です。大会社に属する人や政府・官庁の高官がこれに次ぐようです。

このような人たちの心がなぜ汚いかというと、若いころから勉強ばかりしてきたからです。勉強をすればするほど成績は上がりますが、それと同時にプライドが高くなります。そうなると、ますます他人を顧みなくなり、自己中心主義が根づきます。自分さえ良ければ、それでいいんだという心になっていきます。

それが私のいう汚い心であり、そこに病魔が襲ってきます。

中学や高校の子供たちにも同じことがいえます。教師の導きか、押しつけかは知りませんが、成績さえ上がれば良しとする方向づけで、進学のための勉強に励むうちに、確かに成績は上がりますが、それと並行するように心が汚れていきます。互いに助け合おうという心はなくなり、自分さえ良ければ、となってしまうのです。一流の最高学府に入れたり、一流会社や役所に入ることができれば、ますます心はきれいでなくなるでしょう。

大人の場合も、子供の場合も、このようなケースで心が良くないと、プラスのエネルギーの循環が滞ります。あるいは、エネルギーが悪いことに使われます。こうして自ら病気の原因を作り出していくのです。

最近驚くのは、低体温の子供が多くなったことです。とくに小中学生に多く、「別の人種じゃないの？」と思われるほどです。よって来たるところは、教育環境が間違っていることにあるのではないかと思われてなりません。低体温も、エネルギーの悪循環や、正しいエネルギーの不足からもたらされます。しかし低体温の人も、のじま医院に入院するとみな体温が上がります。

人から蹴飛ばされたときは

自分の悪い思い＝想念、悪い行ない＝行動、悪い話＝言葉が病気の原因になるわけですが、このことをもう少し噛み砕いて話しましょう。

悪い思いは、憎しみや恨みや妬みなどの感情が積もり積もると、その対象に対して何か仕返しをしてやろうとか、極端な場合にはタタキのめそうなどという物騒な気持ちがわいてくるかもしれません。それを実行するか、しないかはともかく、そのような想念を抱くこと自体、もう悪い行ないになっています。

私がよく例え話として話すのは、人に蹴飛ばされたときを仮定してみるということです。人から思い切り蹴飛ばされたら、誰だって「コンチクショー！」と怒りの感情がわき、憎しみや恨みになっていくでしょう。すきあらば蹴飛ばし返してやろうと思ったって無理もありません。

しかし、そう思うこと自体、悪い思いになるのです。

そのようなとき、その人の心は濁って、汚くなっています。悪い思いと悪い行ないが一緒になって心を汚くし、「病よ、おいで」と門戸を開いているようなものです。

では、どのようにすればいいかというと、その相手を許してしまうことです。

話す言葉についても、同様のことがいえます。人から非難されたり、批判されたりしたとします。その言葉を胸に抱え込んで、家に帰って床に入っても鬱々《うつうつ》とした夜を過ごします。「どんな言葉で仕返ししてやろうか」などと考えあぐねることだってあるでしょう。

古来、言葉には言霊《ことだま》が宿っていて、そこには霊的な力がひそんでいるとされます。悪口にも言霊が込められていて、相手の心に深く突き刺さります。仕返しの言葉を用意すると、口に出さないまでも、それが言霊となって相手に返っていきます。

これでおわかりのように、想念も行動も言葉も、ひとまとめのセットとなって自分の心を汚くしていきます。病気の原因がそこに形成されていくのはいうまでもありません。

ですから、この場合も、相手を許すことです。

話は飛びますが、病気の間接的な原因としては、一般的に自然治癒力や免疫力の低下が挙げられています。生来備わっているはずの治癒力が下がってしまったから、そこに病原菌などが忍び込んできて病を引き起こすという理屈です。むろん、私はそれに異論はありません。

先天性や遺伝子が病源にあるとの考え方もあります。ガンのほか、心疾患や脳病などがそれに当てはまるとされています。生まれついての問題なので、そこを避けては通れませんが、もとはといえば、親か、先祖様から受け継がれたものだから、しようがないと思われています。ですが、本当はそうではないのです。あきらめることはありません。

過去世における自分の行ないの結果として、先天性や遺伝の病気があるのです。自分でやったことの償《つぐな》いをしているのです。生まれつきの病気を持った子供がいる両親は、不幸なことと思わないで、自分たちの成長を促進させるために、このような子供が生まれてきたのだと認めるべきです。正しい生き方、考え方をしている人にとっては、生まれながらの病気を持った子供がいることは、悲しい不幸なことではありません。むしろ、やさしさや思いやりのある生き方ができるようになる絶好の機会なのです。すばらしい家庭ができるのです。「この子が生まれて良かった」と感謝できるようにもなります。

そして、やさしさと思いやりのある両親に育てられた子供は、必ず霊的成長を遂げていきます。

病気を治すための五ヵ条

私の考える病気の原因については以上のようなことですが、次にいかにしてその原因を取り除いて、病気を治すか、という問題に移りましょう。

これまでに話したように汚い心をきれいにして、波動＝エネルギーを高めるというのがキーポイントになりますが、これをもう少し具体的に述べてみます。

この問題の答は最近、「のじま荘へようこそ！」のホームページに私が書いて掲載したものから引用します。

「病気が治るためには」

①病気は自分がつくったものだと理解し、認めることです。

その上で、いま表れている病状を受容することです。

②人は霊的存在であることを理解することです。

私が遠隔地にある水を変えられるのは、私とつながっていないものは何もないことを私自身が知っているからです。人は霊的な存在ですから、遠いところの水を変えることは、不思議でも何でもないのです。

③人に奉仕することです。

人にしたことは、自分にしたことと同じです。奉仕を難しく考える必要はありません。隣の人に言葉をかけることです。笑顔であいさつすることです。

自分がお茶を飲みたいとき、過去に自分を傷つけたことのある人がそばにいたら、「お茶を飲みませんか?」と話しかけることです。

どんなことがあっても、人を無視しないようにしましょう。

④隣にいる人が間違った行為をしたり、自分や他人を傷つけるような言

葉を投げかけてきても、その人を非難しないことです。自分がそのような行為をしないように、その人が教えてくれているのだと思うことです。

人には必ず良い点があるはずです。それを見つけることです。良い点が見つからなければ、もう少し待ちましょう。

⑤過去のことを後悔しないことと、反省はいつもすることです。

人のやさしさや思いやりを自分も受けることです。ガンが治らない人の中に、人からのやさしさや思いやりを受けとめることができない人が見受けられます。

日ごろ私が考えている「病気が治るには」というテーマについて順不同に列挙したものですが、一貫していえるのは、「自分がつくった病気だから、自分で治す」ということです。「病気は自分で治すことができる」ともいえます。「病気を治すのは、医者の役割だ」では間違いです。

ただ、そう言い切ってしまうと、身も蓋《ふた》もないので、ここに列挙したことを順々に説いていきましょう。

考え方と生き方を変えよう

まず、自分が病気をつくったことを理解するというのは、どういう意味でしょうか？

病気は心の汚れから出たものです。汚れが積もったために良いエネルギーが弱まり、病気を引き起こしたのです。

この単純な道理を自ら理解するか、認めることが、病気を治す上での大事なポイントとなります。

これを裏返してみると、もっとわかりやすくなります。

良い例が、重い風邪をひいてしまった場合です。「あの人からうつされたに違いない」とか、「無理して働いたからだ」とか、「流感だから仕方ない」などと、人のせい、世のせいにしようとしがちですね。それではもう、落とし穴にはまったようなものです。症状は悪化するばかりでしょう。

本当はそうではなくて、風邪をうつされたのも、疲れて風邪をひいたのも、流感にかかったのも、すべて身から出たサビなのです。きれいな心を保ちつづけて、良いエネルギーがおう盛でさえあれば、風邪が忍び込む余地はありません。

ちなみに、風邪をひいた患者さんに私が触ると、症状がとれるか、体が楽になります。良いエネルギーを注入したからです。

風邪という比較的軽い病気だけでなく、執拗《しつよう》な生活習慣病や難病を患った場合も同様のことがいえます。とくにこのような病気こそは、まさに自分がつくったものであり、他人のせいにしてはなりません。自分に原因があることをちゃんと理解すべきです。

さらに、その病状がいかにきびしいものでも、受容することです。すべての病気は自分がつくったものです。自分の非を認めずして、病気が良くなることはありません。

病気を受け入れようとしないで、なんとか避けて通ろうとすればするほど、病状が快方に向かう道のりは遠くなるでしょう。

こんな場合もあるでしょう。急に体調が崩れて、「急いで病院へ！」となったとします。長時間待たされたあげく、検査、注射、投薬、場合によっては入院から手術へ、という経過をたどることもありえます。それによって、症状はやわらぐかもしれません。

しかし、病気が根本的に治りきったわけではないのです。再発する恐れは十分にあります。

私がいいたいのは、病院に駆け込むのはいいとしても、まずは心をきれいにすることと、自分の病気を理解することが必要だということです。体が悪くなっても、意識を変えて心をきれいにすれば、その病に対する理解が進んで、決して落ち込まず、逆に幸せな気分になることだってありえます。

例えば、脚《あし》が不自由になったとしても、それを契機に心がきれいになると、やがては不自由さも楽しさに変わり、自分は幸せに生きていると気づくようになります。

体が悪くなったら、即、惨めな気持ちになるかというと、必ずしもそうではありません。心がきれいになった人は、かえって幸せになることだってあります。生き方、考え方を変えると、どれほど前途が開けるかがよくわかるはずです。

私がよく、「ガンになった人は幸せです」と説くのは、その病にかかったことをきっかけとして心がきれいになり、生き方を変える人が多いからです。

ところが、心が汚いためにガンになったのに、その原因を理解しないし、受け入れようとしない患者さんであれば、治りにくいどころか、症状がさらに進行しかねません。

霊的存在であることを認めよう

次に挙げた霊的存在であることを理解するというのは、私の治療方針に最も欠かせないポイントです。

これは簡単にいって、見えないものを信じることであり、「私は生命です」を信じることです。そのこと自体、自分が霊的存在であることを認め、理解することになり、そうすれば、心がきれいになり、病気が治る方向に向かいます。

みなさんは、本当に霊的存在なのです。

宇宙エネルギーが出るようになるには、自分が霊的存在であることを認めなくてはいけません。

自分が霊的存在であると認めることは、自分と他人がつながっていると認めることになるのです。すべては一体なのです。

どれだけ正しい生き方をしたと思っている人でも、自分が霊的存在であることを認めないのであれば、間違った生き方をしているのです。その間違った生き方の中で、自分は正しい生き方をしていると思っているだけです。

病気が治るか、治らないかの分かれ道がここにあると断言してもいいでしょう。ただし、「私は生命です」の話は長くなるので、次の章で詳述します。

それはそうと、ここで一息ついてもらうために私の患者さんからのお便りを紹介させてもらいます。

●熊本県在住のＡさんより

去る二月、胸に触れると固いしこりがありました。そのときは脂肪だろうと思っていましたが、四月になってから病院で検査をしてもらいました。その結果、「乳ガンです。すぐに手術をします」といわれました。しかし、乳房を全部取る手術をしてもらう気にはなれず、どうしたらいいか、不安でいっぱいでした。

そんなとき、のじま医院のことを思い出し、相談にうかがいましたら、先生の治療がどんなものかを理解していない私をすぐに入院させてくださいました。入院して野島先生から最初にいわれた言葉は、「ご主人を許してあげなさい」でした。実は、私はこのことが病気の原因になっていることを感じていながらも、長い間、主人のことを許せない日々を過ごしていたのでした。

先生からは二〇分ほどエネルギー治療をしていただいたら、乳房の固いしこりが手に触れなくなったのです。このことで「私は生命です」という先生の言葉を素直に信じることができるようになりました。

のじま医院を退院したあとも、私は乳房切除の手術を拒否していたのですが、家族が手術を勧めるので、東京の病院で乳房温存手術をしてもらうことを決心しました。手術結果は、切除した乳房にも、リンパにも、腫れた部分がいくつかありましたが、転移性のガンではなく、ガン細胞ではないとのことでした。その病院の主治医から、「何かしているのですか」と反対に尋ねられましたので、野島先生の著書を紹介しました。そこでは抗ガン剤治療をすることもありませんでした。

野島先生はもちろんのこと、のじま医院で出会った患者さんの方々に、いままでの思いの悪さを気づかせていただき、たいへん感謝しております。

この手紙には私がここまでに説明してきたことを裏付けるような言葉も、これから私が説明するヒントも含まれています。本書をさらに読み進んでいただくと、この患者さんが伝えている本当の意味も浮かび上がってくるでしょう。

人を許し、自分が変わる

三番目の「人に奉仕する」というのは、隣の人に声をかけたり、笑顔であいさつをする程度の心構えさえあれば、誰にでもできるやさしいことです。

私が患者さんや講演会に来た人たちによく話すのは、「病気を治そうと思ったら、人に何かを与えるような生き方をしなさい。人から何かを取ろうとすると、治りません」ということです。「周りの人たちに幸せを与えれば、自分も幸せになります」とも話します。

奉仕しなさいというと、なんだか言葉が硬くなりますが、要するに、与えたり、尽くしたりすることです。人に声をかけたり、笑顔で軽くあいさつするだけでもいいのです。

病にかかる前までは、何でも与えてもらおうという思いが先立つような生き方をしていた人が、病気になって初めて、与える生き方に方向転換したら、どういうわけか病気が快方に向かいます。

与えるものが自分のエネルギーでもいいんです。自分の中から出る良いエネルギーを人に与えると、ますます自分のエネルギーは強くなり、病を追い払う力になってくれます。

私ごとになりますが、おかげさまで私はいつも身体強健でいられて、幸せな診療活動を続けられるのも、毎日のように多くの人に自分のエネルギーを与えているからです。エネルギーは与えれば与えるほど強く、高くなります。きょうの私より、あしたの私のほうがエネルギーが強くなっていいます。私からエネルギーを受ける患者さんたちの波動も、それにつれて高くなっていきます。

逆に、何かを取ろうとか、与えてもらおうという人生を送っていると、病気にかかりやすいし、一度かかったら治りにくくなります。そういう人は心が汚くて、人に何かを与えたら、自分が損をするとでも思ってしまうのでしょう。そうはなりたくないものです。

奉仕する中で、嫌いな人もお茶に誘いなさいというような例え話を書きましたが、これも奉仕の精神と共通するものです。ただ、少し違うのは、そこに許容の精神が込められていることです。

その人から傷つけられたことがあったにしても、憎んだり、恨んだりせずに許してあげようということです。つまり心をきれいにして、その人に接すればいいのです。

人は霊的存在だと前述しましたが、霊の世界には善悪というものがありません。それなのに他人の行為や言葉に対して善か悪かを判断しようとするのが、人間の悲しい性《さが》です。悪いことをした人に対しては、当然のように「それは悪い」と決めつけてしまいます。そのうえ、その人に罰を下そうとします。

しかし、罰せられたからといって、善人に変わるかというと、決してそんなことはありません。罰せられたから変わったという人は、いないといってもいいほどです。悪いことをしたと自分で認めていても、それに罰を与えられると、「よし、仕返してやる」とばかりにまた悪いことを重ねるのがオチです。

極端な言い方をすると、人は許されることによってしか変わりません。悪人を善人に変えるには、その人の行ないや言葉を許容することです。そ

のじま医師の
愛の手綱に引かれし
病む同志らの
心のやさし

ヨシ

前作『病気を治すには』を読まれて「野島は神だ」と感じられ、来院されたときに「やっぱりそうだった」と言われた方が、寄せて下さいました。

うすれば、「変わってほしい」と思っていた人が変わります。

また、悪いことをしたからといって、その人を差別するのは間違いです。人は差別されるのがいちばん嫌なことなのです。（霊的には、人と人とは分離していないことを、それぞれの人が本当は知っているのです）

とにかく、自分が人を許せる人間に変わることによって初めて、人を変えられるということです。

例えば、家庭内で妻が「うちの夫が変わってくれれば、私も変わってやれるのに」と恨みつらみを交えて願ったとしても、夫は決して良くは変わりません。

ところが、妻が率先して変わると、夫の生き方や態度が好転するものです。妻が夫を許し、まず自分が変身したことによって、その家庭には光が満ちます。夫妻ともども、いや、家族そろって幸せになれる秘訣がここにあります。

なんでも許せるようになると、不安や心配がなくなるとともに、恨みや怒りも消えてしまいます。不安で眠れない人も、ぐっすりと眠れるようになります。マイナスに傾いていたエネルギーがプラスに転じるのは、そういうときです。

とにかく、何事も許すという精神を保っていることは、いうまでもなくきれいな心を保つのと同じことで、それがとりわけ病気を治すには効果的だということは断言できます。

逆に、悪いことをした人を憎んだり、非難したり、罰したりすると、自分の体が病におかされるのです。

最も良い奉仕は、自分の中から霊的光が出てくることです。霊的光が出ている人がいるだけで、まわりの人を照らします。家族の中の一人が霊的に生きるようになると、遠くに住んでいる家族も生き方・考え方が変わってきます。何もしゃべらなくても良いのです。何もしなくても良いのです。

自分が光になることです。

のじま医院の雰囲気

人を非難しないというのも、許容の精神と相通じますが、許すだけでなく、人から何かを教えてもらうという気づきが必要なことをここでは指しています。

間違った行為や傷つける言葉に接すれば、その人を憎んだり、蔑《さげす》んだりするでしょう。非難したくもなるでしょう。

しかし本当は、それと同じようなことをしたり、いったりしてはならないということを、その人が教えてくれているのです。

反面教師とか、悪いお手本という言葉がありますが、それと同じです。軽蔑に値するような、毛嫌いするような人が周りにいても、何かを教えてくれているのです。そのような人を非難するかわりに、「ありがたいことだ」と感謝する度量を持つことです。

人から非難されたとき、その中に自分にも間違っていたと認める点があったら、その非難、というより指摘には感謝すべきです。指摘が当を得ていなければ、素通りさせましょう。

日ごろ嫌ったり、蔑《さげす》んだりしている人にも、どこかに必ず良い点があるというのも真理です。そういう人に対してはすべて否定的に見るのではなくて、肯定的に見直してみると、必ず良い点を発見できるものです。

これも許す心、きれいな心があってこそできることで、病気治しに直結します。

また、人を非難しないというのには、非難したところで何も得にならないことをも意味しています。それどころか、心が汚れてしまい、治る病気も治らなくなります。

悪い感情が高ぶって人を攻撃したり、非難したりすれば、その結果は自分に返ってきます。相手をやっつけたことにはならず、逆に相手からの攻撃を再び受けざるをえなくなり、正しいと思っていた自分が落ち込まざるをえないハメになるのです。

汚い言葉や行動は、慎《つつし》むに限ります。そうしないと、心がいつまで経ってもきれいになりません。

そんなことより、自分が日ごろ人からしてほしいと思っていることを、人にしてあげるほうが賢いのです。さっき話した「幸せを与えれば、自分が幸せになれる」と同じことで、「与えよ、さらば与えられん」です。

私がわかりやすく話すのは、「リンゴを二つもらったら、隣の人に分け与えなさい。必ず大きいほうを与えなさい」ということです。比喩的な話ですが、このような優しい心を持ち続けることは、心をきれいに保つ上で、さらには病気を治す上で、とても大切なことです。

ところで、のじま医院に入院した患者さんの多くは、初めのうちは表情が暗かったり、他人と親しくしようとしなかったり、何かと閉じこもりがちですが、一日か二日すると、がらりと変わります。他の患者さんの心がきれいになっているからです。そんな雰囲気を表す手紙があります。

●宮崎県在住のBさんより

私は、まだ入院一週間足らずですが、のじま医院のすばらしさがひしひしと身にしみて感じ取れます。

もちろん治療のこともそうですが、患者さん同士のふれあいがとくに楽しく感じられます。一日目は病室に閉じこもっていましたが、ティールームの人々の声に誘われて顔を合わせ、お話の中でみなさんの心の思いを受け取れました。

みなさんそれぞれに苦楽があることがわかります。そして、こうしてここでみなさんと知り合い、触れ合うことが良い勉強になります。老いも若きも、男も女も、重病人（寝たきり）も、みんな一緒になって話し合いができます。その雰囲気が心の修練にもなります。

人はみんな一つであるという先生の言葉がよく理解できます。ひとつの病だけでなく、あれもこれも悪いところがまろやかに癒されるようです。

私は一週間で退院し、家に帰って用事を済ませ、また入院したいです。

この際、生活の流れを変えて、再出発したいと思っています。

●同じく宮崎県在住のCさんより

ある日突然体調を壊し、持病の不眠症が再発し、そのことでさらに前立腺と膀胱《ぼうこう》圧迫でトイレが近くなるという悪循環で人知れず悩んでいるとき、のじま医院を紹介されました。のじま医院のすばらしい治療に感謝しています。

入院患者さんも外来患者さんもみんなひとつになって、院内にはいたわりの空気が漂っています。

ティールームは誰となく数人が集まり、身の上話から同病相哀れむで痛み分けをして、親しみは深まります。

お互いに健康回復を励まし合い、再会を望んでの入退院が多いそうです。日常生活の中で、人とのふれあいがどんなに大切か、心の養生が我々の余生に大いに役立つという思いです。

朝六時からのビデオ講座は落ち着いた心のケアになります。

食事は栄養のバランスが良く、感謝しています。すべて食べ残すことなく、便通は完璧で、腹心地《はらごこち》最良です。

このほど、一時帰宅した折、知人の多くが先生の治療法に興味を持ち、先生の著書を読みたいとの希望も受けました。

ここでちょっと付け加えます。手前みそになりますが、心をきれいにするには、のじま医院に入ることがいちばんの近道のようです。とくに、二階の入院病棟に上がると、その直前まで心の汚かった人がウソのようにきれいになります。これが不思議な現象なんですね。

どうしてかというと、ほかの患者さんがみんなして新入りの患者さんの苦労話などを聞いてあげるからでしょう。「お金をだまし取られた」「健康食品をたくさん食べて失敗した」「お払い箱になった」「新興宗教を信じたら、だまされた」などと、誰もが胸の内を正直に話すようです。

悪口をいわれたことを白状する人もいます。しかし他の患者さんたちが、悪口をいわれたことがあっても、すでに許す気持ちになっているのを見て、自分もそれを真似して許すようになります。こうして心がきれいになる人もいます。

深刻な不眠症に悩む人が入院してきたときは、どうなるかと思ったのですが、二階に上がって二日目か三日目に、すっかり良くなったのには驚いたものです。夜眠れずに苦しんでいたのが三日三晩、昏々と眠ったのです。のじま医院は〝聖地〟になっているので、そこにいると誰でもやすらぐのです。ここに入ると、悪い思いの人がいないので、居心地が良くなり、安心しきってしまうからでしょう。

とにかく、のじま医院に来たらわかることですが、二階に上がってみると、患者さんたちは寄り集まって楽しそうにおしゃべりをしていたり、遊んだりしています。

これも、病気が治るにはどうするかということを、患者さん自身が身をもって実践している表れでしょう。

ところが、悲しくなる風潮も最近、見受けられます。

他人に対してはできるだけのことをするのに、自分に対して人が示してくれるやさしさや思いやりを受けとめられない人がいるのに最近、気がつきました。人の世話になるのは、自分にとって恥であるとでも思っているのでしょうか。奉仕したいと思っている人の気持ちを理解できないで、その人は徳を積もうとしているのだと思ってしまうのです。自分のわがままが邪魔をしているのです。

霊的存在と認めるからには、自分に対しても、人に対しても、やさしく、思いやりをかけるべきです。

自分の肉体に対して自分が何をしてきたか、自分を卑下するような思いを持つ生き方も間違っています。

患者になったとき、人のやさしさ、思いやりを素直にいっぱい受けること、これがすばらしい生き方なのです。

第2章　まず、見えないものを信じよう

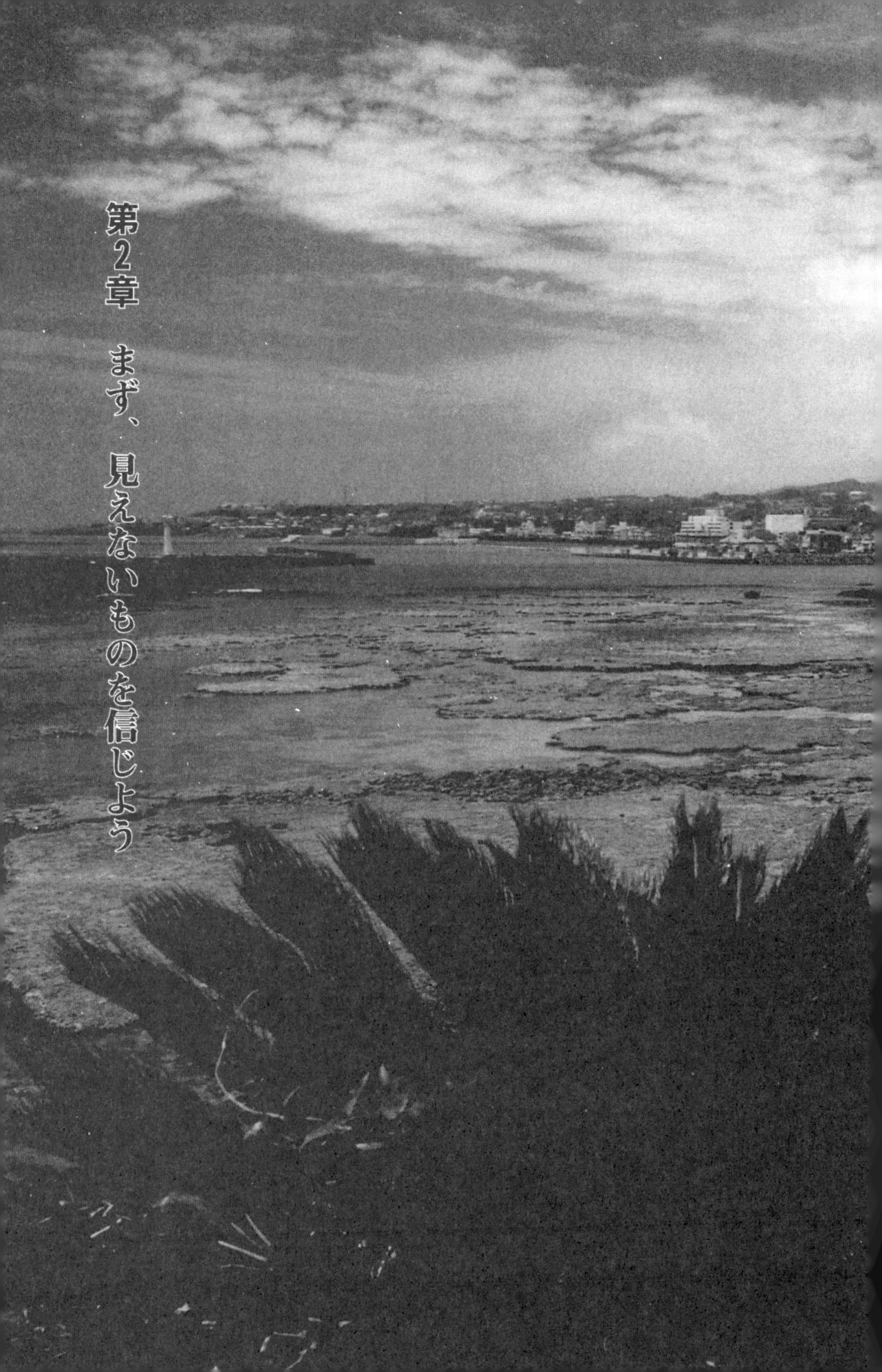

「私は生命です」の意味するところ

のじま医院の患者さんや私の講演に来てくれた人は、何度となく「私は生命です」という言葉を聞かされています。

「みなさんは見えないものを信じることです。「私は生命です」と思い込むようになるには、それが先決です」

「あなたが病気を治したいと思うなら、「私は生命です」であることを認め、信じてください」

「逆に「私は人間です」と信じるようだったら、病気は治りません」

というようなことを私は繰り返し話しています。

私はまた、患者さんなどに有益な書籍をお勧めしています。講演会場に持っていったり、インターネットのホームページにも載せて、私がいちばん影響を受けた本を紹介しているのです。

第一に挙げるのが、M・マクドナルド・ベイン著（仲里誠吉訳）の『心身の神癒《しんゆ》』（霞ヶ関書房刊）です。古い著作ではありますが、イエス・キリストが著者のベインに乗り移って書かせた教えがたくさん盛り込まれています。同じ著者（訳者も同）の『神癒の原理』（出帆新社刊）も日本で出版されており、前作と同様、人が神であることを教えてくれます。

もう一つは、知花敏彦《ちばなとしひこ》先生の一連の著書で、とくに『愛の実践　真理の実践』（廣済堂刊）を推薦しています。知花先生の数多い著書の中でも、比較的わかりやすい内容となっています。

ここで推薦書の一部を紹介したのは、この両氏の著作が私の新しい治療方針や考え方の原点になっているからです。

両氏の教えは基本的、概念的には共通しています。共通項というのは、神はこの宇宙にも、地球にも、ただ一つしかないということです。神は生命でもあり、これも唯一のもので、人間のみならず万物に宿っている生命は、すべてつながっていると説いています。

「私は生命です」は、「私は神です」というのと同じことです。どちらを信じてもらっても結構です。自分が神ですと信じるのが面映《おもは》ゆいようでしたら、「私は魂です」でも、「私は霊です」でも良いでしょう。

いずれにせよ、生命も、神も、霊も、魂も、不可視なことには変わりありません。この目で見て確かめようとしたって、もともと見えないものですから、確かめようがありません。

そこが肝腎なところで、見えないものこそ、信じなければならないのです。不可視だからこそ、大事なものなのです。

私はそのことに気づく前まで、自分の治療活動や経済的な破綻などで悩んでいましたが、『心身の神癒』や知花先生の本を繰り返し読んでいるうちに目を開かせられました。「私は生命です」を信じ、神も生命も唯一無二であるとの教えに目覚めたのです。

ただし、最近知花先生がされているお話には私の考え方と異なる点があるため、現在は先生のお話を聞くことを特に強く勧めることはしていません。

そこに到達するまで、私はさまざまな試みをしてきましたので、「私は生命です」の本論に入る前にその道のりを辿《たど》ってみます。

治療に行き詰まり食事で実験

確かに以前はこの私自身も、見えないものを信じようとしなかったし、もちろん、「私は生命です」なんて思いもよらなかったころがありました。

もともと私は外科医ですが、父が開業した野島医院を引き継いでからは、外科に片寄ることなく、内科でも、小児科でも、皮膚科でも、耳鼻科でも、整形外科でも、精神科でも、という具合に、門戸を広げてきました。

しかし、患者さんに施すのは、症状に応じてクスリを投与したり、注射をしたり、時には手術もしたりということの繰り返しにしかすぎませんでした。常識的な西洋医学に準拠した処方を施していたということです。

それによって病をある程度は治したり、症状をやわらげたりすることはできました。できたのですが、ただそれだけのことです。病気を根本的に治したことにはなりません。

私はそこで壁に突き当たりました。

いくら高価なクスリを与えたところで、所詮は一時しのぎにすぎない。ただ単にこんな対症療法をいつまでも続けていて良いものだろうか。その上、例えば末期ガンの患者さんに抗ガン剤を投与すれば、逆に苦しめることにもなりかねない。手術で患部を摘出したところで、完治した確率が高いわけではなく、再発の恐れだってある。

では、どうしたら良いのだろうか……。

私は悩んだ末にまず、食事療法に目をつけました。

実はそれ以前まで、私が立ち上げて院長を務めていた生協病院でも、開業医として始めたのじま医院でも、院内食は高カロリー食を中心にしていました。牛豚肉や乳製品や糖分の多い果物などを積極的に献立に入れていました。私も私生活では高カロリーの食べ物を好んでいたものです。体力をつけるためには栄養価の高い食品をおおいに食べようというわけです。

そのような食事内容を変えようと思い立った私は、食品や栄養学に関する書物を読みあさりました。

次いで、自分自身の食生活を改革してみようという気になりました。患者さんのための院内食を改善する前に、まず自分が実験台となって試すことにしてみたのです。食事療法のリハーサルのようなものです。

女房の理解と協力を得て、ある日から私の食事内容はがらりと変わりました。

主食であるご飯は、精白米から玄米に切り換えました。玄米はもちろん、有機農法によるものです。これだけでも、大きな変化でした。

それまでは脂っこいものが好きだったにもかかわらず、それ以来、牛肉や豚肉だけでなく、魚肉も摂らなくなったし、鶏肉も鶏卵も食べないようにしました。揚げ物も好物だったのですが、これもストップ。

そうなると、副食は野菜類か、豆類と豆からできた食品か、それと海藻類に絞られてきます。そうなると、肉食動物ならぬ、草食動物になったようなものです。

しかも、野菜や豆などはお米と同様、無農薬栽培か有機栽培のものを選びました。昆布やワカメなどの海藻類をできるだけ天然物としたことも、いうまでもありません。

そうなると、大自然の中で育って生きている草食動物たちと似たような食事内容ではありませんか。

ただ、動物と違うところは、人間は調理をする技術が進んで、味覚が肥えたせいか、どんな料理にも調味料が付き物です。塩分や糖分のある調味料なくしては、食べられないという悲しい習慣があります。私の場合も同様です。ただし、添加物を使わない、天然素材だけでつくられた調味料を厳選するようにはしました。

このような食生活の改革による目に見える変化は、まず体重の減少でした。ピーク時には七五キロあった体重が、すぐにではないにせよ、一四キロも減ったのです。

食肉からだけではないタンパク源

どんどん痩せていったわけですから、体力が衰えると思うのが普通でしょう。

ところが、そうではありませんでした。なんと私は疲れない体になっていったのです。

当時、私はゴルフやジョギングを始めており、どちらも調子が良くなりました。走るなんてそれまで敬遠していたものですが、毎日走ることに励むようになり、次第に距離を延ばし、一〇キロだって楽々と走れるようになりました。そんなジョギングを毎日続けても、疲労を持ち越すことはなく、大袈裟にいえば、ますます元気になっていったのです。肉も魚も卵も食べずにですよ。

そこで気になったのは、象やゴリラなどの草食性の大きな動物は、どうしてあんなに巨体で、力持ちなのだろうか、ということです。餌としているのは、ワラや草や木の葉などでしょうが、立派に育っています。

その疑問を解こうとしたことと、子供たちを喜ばせようとも思って、私は自宅でモルモットを飼い始めました。この小動物も草食性というか、雑食性で、野菜の切れ端や人間の残飯を与えるだけで、すくすくと成長します。何かの肉を与えて、動物性タンパク質を補給しなくても、ちゃんと大きく育ち、やがて精力的に子孫を増やしていきます。初めは数匹飼っていたモルモットが、やがて百匹以上に増えたのは驚きでした。

説明するまでもなく、タンパク質は動物にせよ、人間にせよ、成長を促したり、生命を維持したりするうえで、重要な役割を果たします。それが欠乏すると、生命現象の低下を来します。そうならないように、とくに人間の場合は、肉類などから動物性タンパク質を摂取しようとします。

ところが、例えば、大きな象やゴリラなどから小さなモルモットにいたるまで、タンパク源を他の動物から求めなくても、みごとに成長し、新しい命をつむぎ出しています。

それはなぜかというと、腸内細菌の働きがあるからです。一見、主要なタンパク源にはなりそうにない草や木の葉を食べていても、腸内の細菌がせっせとアミノ酸につくり替えるそうです。タンパク質はアミノ酸で構成されているので、これでオーケーでしょう。

このことは動物に詳しい先生に聞いたのですが、いずれにせよ、現代の栄養学の先生や医者の説は当てになりません。動物性タンパク質こそ、生命の維持に欠かせないということは、どうやらなさそうです。

現に、動物の例を挙げるまでもなく、私が身をもって実証することができました。二年と八か月の間、肉、魚、卵などをいっさい摂らずに、健康でタフな生活ができたのですから。

こうして私は自分自身の食生活改革によって得た自信をもとに、いよいよ患者さんに食事療法を試みるようにしました。院内食を大幅に変えたのです。

私がしたのと同じように肉類や魚類をいっさい使わないというのではな

くて、野菜食に重点を置きながら、厳選した肉類や魚介類も少し供するようにしました。野菜類はもちろん、化学物質で育てられたものは、できる限り排除しました。

食べ物についての私の考えや選別方法などは、本書の第6章で詳しく話しますが、とにかく、明らかに院内食の改善による食事療法の効果が上がってきたのです。

食事療法でこんな効果が

クスリを与え続けたからといって病気が治るものではありません。もっと別の方法はないかと思いついたのが食事療法でした。それにはまず、自分の食事内容を変えてみて、その成果を見きわめたうえで、患者さんの治療に応用しようとしたわけです。

入院中の患者さんには朝昼晩、院内スタッフの協力を得て新しいメニューを作り、それに基づく食事を供するようにしました（口絵写真参照）。外来の患者さんには、自然食品などを勧めて、食事療法らしきものを実行していきました。

次第にその効果が上がったのは当然です。

「お通じが良くなった」というのが、良い例です。なんらかの病に侵されている人は、便秘になりがちで、それが副次的な悩みになるものですが、玄米正食に切り替え、自然農法による野菜類を重点的に食べることによって、この問題は一挙に解消したのです。食物繊維をたくさん摂ることの大切さが証明されたわけです。

肝臓病がひどくて黄疸《おうだん》が出ていた患者さんが、食事を変えたことによって急速に軽快してきたのには驚きました。

同様に、コレステロールや中性脂肪の数値が下がり始めた患者さんが続出しました。

高血圧症の人にも、効果が出てきました。

気になるコレステロールや中性脂肪や血圧を正常値に戻すには、どんな病院や医者でも、何はともあれクスリを投与するのが通例のようです。

しかし、そのやり方は根本的な解決法にはなりません。緊急避難か、さもなくば、いつまでも服用し続けなければならない羽目に陥ります。

そんなことをするよりも、多少は時間がかかるにせよ、正しい食生活に切り換えたほうが良いでしょう。

食事療法によって改善できるのは、ほかに糖尿病や高脂血症もあります。リウマチの予防にもなります。このような贅沢《ぜいたく》な食生活がもたらす疾患には、食事療法や食事制限が効果的であることは、いまさらいうまでもないことでしょう。

これでわかるように生活習慣病とされる病には、間違いなく正しい食事が必要です。

アトピーを代表とするアレルギー性の皮膚疾患も、即効性は期待できないにしても、快方に向かいます。アトピー性皮膚炎も、自分が霊的存在であることを認められるようになれば、私が触ると間違いなく治ります。子供のアトピーは、その母親が霊的存在であることを理解できるかどうかによります。

ともあれ、このような症例がひところ、のじま医院で次々に現実になっていったのはうれしいことでした。

しかしながら、食事療法を採り入れたからといって、病気を治しきったとはいえません。投薬量を減らすことはできても、そして、さまざまな症状を軽くすることができたとしても、根本的な解決にはならなかったのです。

結論的にいえば、食事療法はある程度の成功をおさめたけれども、絶対的なものではないということです。治療の補助的手段にはなっても、それ以上のものではないともいえます。

その後も、いろいろな治療法を試みてわかったのは、クスリや食べ物などというモノでは病気を治せないという事実でした。健康雑誌やそれに関連する宣伝広告にしばしば「○○で○○病が治った！」などという字が躍っていますが、それらのモノが病気を治すのではありません。自分がモノを信じることによって病気を軽くしているにすぎないのです。

ただし、食べ物などに病気を治しきる力はありませんが、体に良い影響を及ぼす力はあります。

ガンにきくといわれているプロポリスやアガリクスは、あとで述べますがプラーナ波動、エーテル波動を持っています。少なくとも症状を取り除く効果はあると思います。

したがって、食事療法だけでは私の目標とする完治にはほど遠いとはいえ、のじま医院ではいまでも選び抜いた食材で調理した院内食を供していま す。それを聞きつけ、食事療法を求めて入院してくる患者さんも後を絶ちません。

しかし、私はそれで満ち足りることなく、食事療法と並行するように、次は気功に注目しだしていました。

エネルギー療法に至るまで

この章の冒頭に書いた「私は生命です」と思ったり、見えないものを信じようという話から遠ざかったようですが、もう少し私の治療の道のりをたどらせてください。そうすると、「私は生命です」が見えてきます。

さて、気功のことですが、私は開業医になる以前から、気の問題については強い関心を持っておりました。とくに外科医として手術をまかされたときなど、一種の気合いを入れて執刀したものです。うまくいくかどうかは、執刀医に気が入っていることと、医師にすべてを託した患者さんにも気が入っていることが大きく関わってきます。できれば、そのご家族も医師を信頼し、祈りとともに気を込めてくだされば、さらに結構です。こうして医師と患者さんとご家族の三者の気、すなわち信頼が相互作用をもたらしてこそ、手術は成功するという確信を得たのでした。

気というものは、目には見えませんが、私は気を無視することが絶対にできませんでした。

その後、のじま医院で食事療法を始めながらも、何か物足りなさを感じていた私は、高名な気功師が主催する気功セミナーのような催しに参加してみました。それがきっかけで、気ひとつで人を動かせることを実体験したのです。気功師はもちろん、それを習得中の人も、手のひらから発する気で、人の体を温めたり、動かしたりしていました。

「私にもできそうだ」と直感したのは、そのときです。

忘れもしないのは、そのセミナーから帰宅して、さっそく自ら試してみたときのことです。当時、小学校低学年の娘二人を呼んで、見てきたばかりの気功の真似事をしてみたら、なんと娘たちに通じたのですから、われながらびっくりしました。私が気を入れて手のひらをかざすと、初めは体が揺れ、しばらくすると、バタンと倒れたのです。

それからというもの、気による治療ができないものかと模索を始めました。関連書を読みあさる一方、気功の講習に出向いたり、その関係の講演会を聞きにいきました。

なかでも、強い刺激を受けたのは、知花敏彦先生が主催された講演会で、気によるヒーリングを目の当たりにしたことです。それは気功というよりヒーリングといったほうがいいでしょう。病める人の症状や患部を、気を使って癒しているのですからね。

「これだ！」と思った私は、医療に気を導入することになんら疑問を感じませんでした。

それからしばらくして、私は気によるヒーリングを見よう見真似で患者さんに試してみました。手かざしをするばかりではなくて、患者さんの肩や背中や脚に触ってするやり方です。

すると、肩凝りや腰痛が明らかに軽くなるのがわかりました。見よう見真似でも、患者さんに私の気がちゃんと通じたのです。

当時は、手かざしでもいろいろなことを試してみました。直接、患部に触らずに、手をかざして気を送り込むことによって、体をやわらかくさせたり、温めたりするのです。これも症状をやわらげるのに役立ったと思います。

それでも、十分に治療効果が上がったとか、治しきったという実感を得るにはいたりませんでした。何かが足りないと思いつつ、気功療法をストップした時期もありました。

そんな私に再挑戦のきっかけを作ってくれたのが、重い肝臓病の患者さんを引き受けたことでした。ルポイド型肝炎という治りにくい病気で、まだ若い女性の患者さんは、死をも覚悟していたようですが、私はひさびさに手触りで気を送ってみました。それを一回だけでなく、何日も続けてみたのです。

その結果、少しずつですが食事を摂れるようになってきたし、黄疸などが顔面に出ていた症状も消えていきました。

この患者さんがほぼ回復して退院したころには、私はあらためて自分の気によるヒーリングに自信を深めたのです。

以後、今日にいたるまで続けている私のエネルギー療法の原点がここにあるようです。

いきなりエネルギー療法という言葉を使いましたが、気は波動であり、波動はエネルギーでもありますから、当時、施していた気によるヒーリングは、まさにエネルギー療法といえるものだと思います。

もともと私自身は、気＝波動＝エネルギーが高いほうだと自負しています。書くと長くなるので省きますが、昔からいろんな場面で、その力が大きいことを実感させられていました。

しかし、私は気功師ではありません。気功術を会得するため、特別の修行を積んだ経験もありません。ひところ、私の医療活動を紹介してくれる雑誌や書物の記事には、気功療法の医師とされたこともありましたが、そのころからすでに現在のエネルギー療法が始まっていたのです。

瞑想で不安が十分の一に

瞑想《めいそう》のことも、付け加えておきましょう。

ご存じのように瞑想は目をつぶって心を鎮め、無心の境地にいたるも良し、おのれの内面を見つめ直すも良し、というものです。私の場合、朝、寝床から起きて五分でも十分でも、目をつぶり続けることもあれば、就寝前に一時間ほどの時間をかけたこともあります。

私が瞑想を始めるようになったのは、ずっと以前のことで、そのきっかけは自分自身の悩みにありました。ちょうど日本のバブル経済が崩れ、その余波が私にも襲ってきたころです。それまで私は不動産や株式に投資して、それ相当に資産を増やしていましたが、一転してすっからかんになってしまったのです。いわば自己破産です。

そうなると、人間は弱いもので、寝ても覚めてもお金のことばかり思い詰めるようになり、とうとう不眠症に陥ってしまいました。日中でも不安に襲われているのですから、夜中には眠れなくなる日が続き、不安と恐怖心はいっそう深まりました。

そうなると、なんとかしてこの窮地から脱する手立てはないかと考えます。その手掛かりの一つが瞑想でした。

このときの瞑想による効果に、新しい自己発見がありました。人の意見や忠告には耳を貸さず、自分中心で生きてきた過去の傲慢《ごうまん》な私があぶり出され、ハッと気がついたのです。自己破産という結果は、自分で蒔《ま》いた種だったことにも気づかされました。

それが一つの内的な収穫とするなら、現象的な収穫もありました。瞑想していると、頭の中が一瞬、パーッと明るくなったのです。まだ日の上らない暗い夜明けごろ、まるで電灯が点ったように辺りが明るく感じられたのには、びっくりしました。心を無にして一心不乱に瞑想することによって、頭から光が発せられたのでしょう。

人間が発する光＝オールについては、あとで詳しく話しますが、バブル崩壊期に私は自ら発する光に出合っていたことになります。

それもさることながら、瞑想によって何よりもありがたかったのは、不安の解消でした。といっても、不安がまったくなくなったというわけではなく、例えば、百の不安が十か五くらいに小さくなったのです。それだけでも、心が本当に軽くなりました。同時に、自分の気＝エネルギーが高まる感じがしました。

瞑想による効果も捨てたものではないと思った私は、ひところ院内にもこの習慣を採り入れようとしたものです。自分がするだけでなく、看護婦などのスタッフにも瞑想するように勧め、そのためにある程度のお金を投じたりもしました。

しかし、その結果は期待外れでした。私にとってはプラスであっても、人に押しつけたところで、同じように成果が上がるわけではないのです。

結局、院内での瞑想は先細りになったものの、いま思うと、私はあれ以来ずっと目をつぶり続けて仕事をしているのです。患者さんの体に触ったり、人やモノの波動を振り子で調べるときも、あたかも瞑想するように目をつぶっています。

エネルギーは目に見えないけれど

ここまでのところで、私の治療活動の過程にあった食事、気功、瞑想について大雑把にお伝えしました。

そこで、「私は生命です」と、それに連なる見えないものを信じることに話を戻しましょう。

まず、あらためて認識してほしいのは、見えないものとは何か、ということです。

私たちの身の周りにある自然のものには、空気や風や太陽エネルギーなどがあります。それなくしては生きていけないし、しょっちゅう接していますが、目で見るのはほとんど不可能です。

人間や動物の場合は、目に見えるものとして肉体があります。ですけど、その肉体に宿っている生命、心、魂、霊などは、決して見ることはできません。神も同様です。感情や言葉も、形ではないので見えません。

気功に関連したことでいえば、気＝波動＝エネルギーもまったく見ることはできません。

これらの目に見えない諸々のものが確かに存在していると信じる人もいれば、まったく信じない人もいます。

信じない人は、形のある肉体や物質や金銭など、目に見えるものしか信じようとしません。唯物的といえるでしょう。

そのような人は、「私は人間です」としか認めようとしません。それでは「私は生命です」とは対極にある認識になります。

ここが大きな問題です。

前述したように病気の主たる原因は、人を憎む、恨む、妬むことによる心の汚れにあると私は考えています。このように悪感情をいつも抱え込んでいるのが、「私は人間です」と思う人たちです。病気にかかりやすい、病気を治しにくいのは、こういう人たちです。

ひるがえって、「私は生命です」と信じる人たちはどうでしょうか？　あるいは、見えないものを信じている人たちは……。

いうまでもなく心はきれいです。病気にかかるまでは心が汚れていても、意識を変え、信じる対象を変え、きれいな心になれば、自らつくった病気は自ずと治っていきます。

それだからこそ、私は口を酸《す》っぱくして、見えないものを信じ、「私は生命です」であることを、しっかりと認識してほしいと切に願うのです。信じてもらうために私はさまざまな試みをしてみせます。

いちばん手っ取り早いのが気による実演です。

私の講演を聞きにきた人たちや、のじま医院での講義を聞いた人たちはご存じでしょうが、私は誰でもいいから目の前に立ってもらって、その実演をします。私がその人を気で動かしてみせるのです。

「後ろに反り返りますよ」とか、「前のめりになりますよ」などとささやいて私のエネルギーを送ると、たいがいの人はそのとおりになります。「ガックン！」と激しく動く人もいます。

意識の高い人になると、私が後ろに立って、目を開けた状態で何も触らずエネルギーを送っただけで、倒れます。

会場の人たちに「自分の右腕に三分ほど思いを集中させてください」と勧めることもあります。そのとき私は、じっと目をつぶっています。ただつぶっているだけでなく、全員にエネルギーを送り込んでいます。そうすると、ほとんどの人は、右腕がやわらかくなったように感じるか、温かくなったように感じるか、場合によっては全身が温かくなってきて、痛んだり、動かなくなったりしていた箇所が治ることもあります。

ふつうの水道水の入ったコップを持ってもらって、その水の質を変えてみせることもあります。その水を飲んでもらうと、まろやかで、ノド越しが良くなっていることがわかります。鹿児島にいる私が、電話によって東京や北海道の水道水を変えられるぐらいですから、講演会場内で水を変えるのは簡単です。

なぜ、こんな実演をするかというと、見えないものを信じてもらうためです。

この世には見えないけれど、とても重要なものがあることを口でいくら説明しても、納得して信じる人と、そうでない人がいます。信じてもらうためには、見えないものがどんなものか、実際に演じて見せるのが近道になるのです。

見えないものはいろいろありますが、気＝波動＝エネルギーはその最たるものでしょう。形ではないし、モノではないけれど、しかし、気で人の体が動くし、体が温まるのを目の当たりにすれば、気の存在を信じざるをえなくなると思います。

万物につながっている［生命］

見えないものを信じることができると、なんの疑いもなく［私は生命です］、あるいは［私は神です］などと思えるようになれます。

前に述べたことと少し重複しますが、この［私は生命です］の意味するところはこうです。

限りなく広い宇宙にも、私たちの住む地球上にも、神の存在は唯一であり、私たちはその神の中で生きています。その生命は、人それぞれ別々のものかというと、そうではなくて、これも唯一です。つまり、私たちはみんな唯一の同じ生命を宿しているのです。
したがって、家族や隣人や友人知人に限らず、地球上に生を受けている
すべての人間の生命、もっといえば、万物の生命は、同じであり、ただ一
つです。
このようなかけがえのない生命を有する私たちは、まさに「私は生命で
す」というわけです。
また、生命は唯一であるだけに、つながっています。私の生命も、患者
さんの生命も、遠くに居る知らない人たちの生命も、いや、地球上すべて
の生き物の生命は、つながり合っているのです。
私が患者さんの体に触れてエネルギーを送り込み、症状を取り去ってあ
げられるのは、互いに生命がつながっているからです。私が遠隔地の人に
エネルギーを送れるのも、生命が唯一だからです。あるいは、私が患者さ
んだけでなく、この世にいないどんな偉人や有名人の波動の状態をも、そ

の人の写真か名前を書いたメモを前にすれば調べられるのも、同じ理由です。

さて、ここで話の流れをいったん変えて、「私は生命です」と思って救われた人からのお便りを紹介しましょう。

●大阪府在住のDさんより

主人が在院中、野島先生をはじめ、のじま荘のみなさまにはたいへんお世話になり、ありがとうございました。

私たちが帰阪した翌日に、主人は浮腫《ふしゅ》で人相が変わっていたので、かかりつけの病院に連れていったところ、両肺に水が多くたまっているとのことで、即入院いたしました。利尿剤を投与して一日三リットルの尿が出ましたが、なかなか浮腫が取れず、ワラをもつかむ思いで、野島先生に遠隔治療をしていただきました。一回目は心臓を治療していただきましたが、その翌日、病院でエコーによる検査で、まだ右肺に水がたまっているとのことでした。

先生に二回目の遠隔治療をしていただいたときは、右肺に手を置きました。そして、次の日は、左肺に手を置き、遠隔治療をしていただきました。私はそのたびに「私は生命です」と思い、祈り続けました。

左肺に手を置いて祈った翌日、病院でレントゲンを撮り、夕方、主治医が来られて、そのレントゲン写真を見せてもらいました。すると、写真には両肺ともきれいに曇りなく写しだされていました。両肺にたまっていた水がきれいになくなっていたのです。

野島先生の遠隔治療の効き目には主人はもちろん、娘も私も驚きと、うれしさでいっぱいでした。

驚いたのは私たちだけではありません。看護婦さんたちも、「こんなに短期間で、利尿剤だけで浮腫がきれいに取れた患者さんに出会ったことがない」と、半ば不思議そうにいわれました。

その後一週間ぐらいあらゆる検査をしましたが、心筋もしっかり着いており、脚気だと思われたビタミンB_1も人並み以上にあり、血液検査も異常なく、主治医は「病名を付けようがないが、考えられるのは不整脈とお酒が関連して血の流れを悪くし、心臓を圧迫して水がたまり、浮腫ができたとしか説明できない」といっていました。

病院では毎日、検査の繰り返しで、そのたびに主治医の説明を受けるのですが、私たちには納得のいかないものでした。

主人はまだ微熱が続いており気になりますが、リハビリによる疲れが少し出ているのかもしれません。来週には退院予定で、それまでに微熱が引いてくれればと思っております。月が変わってから、再び野島先生のお世話になり、治療を受けさせていただきます。それまでに少し体力をつけて、鹿児島に行けるようにさせたいと思っております。

この患者さんとその家族は、非常に素直だと思います。遠隔治療の効き目によって見えないものの存在を信じ、奥さんが［私は生命です］と思い続けることによってご主人と一心同体となり、症状をやわらげていったのです。私のエネルギーを素直に受け入れてくれたためでしょう。

心がきれいになると

見えないものを信じ、［私は生命です］と思うようになると、その人は変わります。もちろん、心がきれいになるのです。次に、そのわけを話しましょう。

人には思い＝想念や情念、行ない＝行動、言葉＝言霊があります。人はこの三点がからみあって、日々の生活を送っていることになりますが、見えないものを信じ、「私は生命です」と思うようになると、思いも、行ないも、言葉も、やさしさと思いやりに満ちてきます。

なぜかというと、他人が他人でなくなるからです。すべての人は、自分と同一の生命を宿し、つながっていることがわかるので、人を憎んだり、恨んだり、妬んだりしなくなるし、わがままができなくなります。ですから、どんな人にも、ごく自然にやさしく接するようになります。

前にも話しましたが、おいしい食べ物が二つあったら、大きいほうを隣人に分け与えるようになるという例え話は、そのことを指しています。

通りがかりの知らない人にも、明るく笑顔で挨拶するというのは、やさしさから出ています。その相手の人がソッポを向いたとしても、悪感情を持たずに許します。

それだけでなく、どんなことをされても、あるいは、どんなに非難されても、許すことができるようになります。

そこまで行くと、心がかなりきれいになったことになりますが、さらに、傲慢《ごうまん》や横着な性格が消え去り、謙虚な人に変わっていきます。

同時に、何事にも感謝の気持ちを表せるようになります。

そうなると、なんでもかんでも人に与える気持ちになれます。自分が人にしてほしいと思うことは、自分から率先して人にしてあげたくなります。逆に、してほしくないと思うことは、しなくなります。

愛という崇高な気持ちにも、このことがいえます。肉親、友人知人、隣人、同僚などはおろか、すべての人、すべてのモノを愛せるようになるのです。愛は与えるものという自覚が強まるので、例えば「あの人は愛してくれない」というような恨み言は忘れ去ります。そして、惜しみなく愛を与えることによってこそ、自分が愛されることを知ります。

以上のことは、どれも心がきれいになった表れです。

ここで前の第1章に書いたことを思い出してください。心は病気と最も関係のあることなのです。

つまり、**見えないものを信じ、「私は生命です」と思うようになると、病気にならなくなります。病気になった人は、早く治るようになります。**

きれいな心を持つ人は、波動＝エネルギーが強くなり、病気を寄せつけなくなるのです。

言い換えると、見えないものを信じるのは、信じる心が強くなったことの表れです。目に見えるものしか信じられず、見えないものを信じようとしない人は、やはり信じる力が弱いといわざるをえません。

そうではなくて、目に見えないものほど大事だと感じて、それを信じることができる人は、「病気は自分でつくったもの」と認め、「自分で治すもの」と自覚するので、治る力が強くなるのは当然です。

「私は人間です」と思う人の欠点

一方、「私は人間です」と思い込み、「私は生命です」を否定する人はどうでしょうか？

この種の人は、気も、波動も、エネルギーも、目に見えるものではないので、その存在を信じようとはしません。信じられるのは、自分の目で確かに見える、形のあるものだけです。

その結果、わがままであり、やさしさや思いやりはなく、何事も自己中心にしか考えられません。

しかし、自己中心で自分の好きなように生きていけるほど、この世の中は甘くありません。思うとおりにはならないのです。

そうなると、人を憎んだり、恨んだり、妬んだり、嫌いになったり、怒ったりします。人の欠点や弱点ばかりを探るだけでなく、非難したり、批判したりもします。人を非難するので、同種の人から非難されることにもなります。それだけ憎しみや恨みが募ります。

損得勘定が日常的に身に着いてしまうのも、「私は人間です」の特徴です。何か行動しようとしたり、話しかけようとする前に、損だから止めておこうとか、得になりそうだからしておこうという意識が働きます。損か得かを計ろうとすること自体、やさしさや与える気持ちは無です。

そういう人に限って、不幸や病気に襲われると、真っ先に世の中や人のせいにしたがります。自分が原因でそうなったのではなく、他力でそうさせられたと思ってしまうのです。

災難や病気などの不幸な出来事は、自分が蒔いた種とは決して思おうとしませんから、恨みはいっそう深くなります。

不幸に追い詰められたときには、まず自分を変えることであり、世の中や人が変わればいいんだと考えるのは禁物です。病気でもそうですが、自分の意識を変えることによって、明らかに好転するものです。このようなことを私は口酸っぱくして話しますが、「人間です」と思い込んでいる人には、どうも通用しません。

とにかく、これでおわかりのように、見えないものを信じ、「私は生命です」と思う人と、「私は人間です」と思う人では、後者のほうが明らかに病気にかかりやすく、治りにくくなります。

この両者を対比するのに、もっとわかりやすいことがあります。

それは、自分は生かされていると思うのと、自分は生きていると思うとの違いです。

むろん、「生命です」と思う人は、神そのものである生命が宿っていることを信じて、この世で生かされているという意識を持っています。生かされていることに感謝もしています。

逆に、「人間です」と思う人は、この肉体があるからこそ、自分は生きていると思っています。感謝の念をもって、自分は生かされているとは思おうとはしません。

私は以上のような説が成り立つと確信しています。なぜなら、日ごろの診療で「生命です」と「人間です」との相違を目の当たりにしているからです。

私の話を良く理解して、今までの生き方と考え方を変え、「生命です」と思うようになった患者さんは、どんどんと治る方向に向かいます。見えないものを信じるようになったので、私のエネルギーを素直に受け入れられるようになり、治りが早くなるともいえます。

私の話をなかなか理解しようとせず、「人間です」としか思えない人は、お気の毒にも私のエネルギーは入っていきません。自分の病気は、自分では治せないという考えに凝り固まっているからでもあるのでしょう。

ここにも意識の相違が表れているようで、「人間です」と思う人は、病が治らない道を自ら選んで歩いているようなものです。

第3章　エネルギー療法の神髄

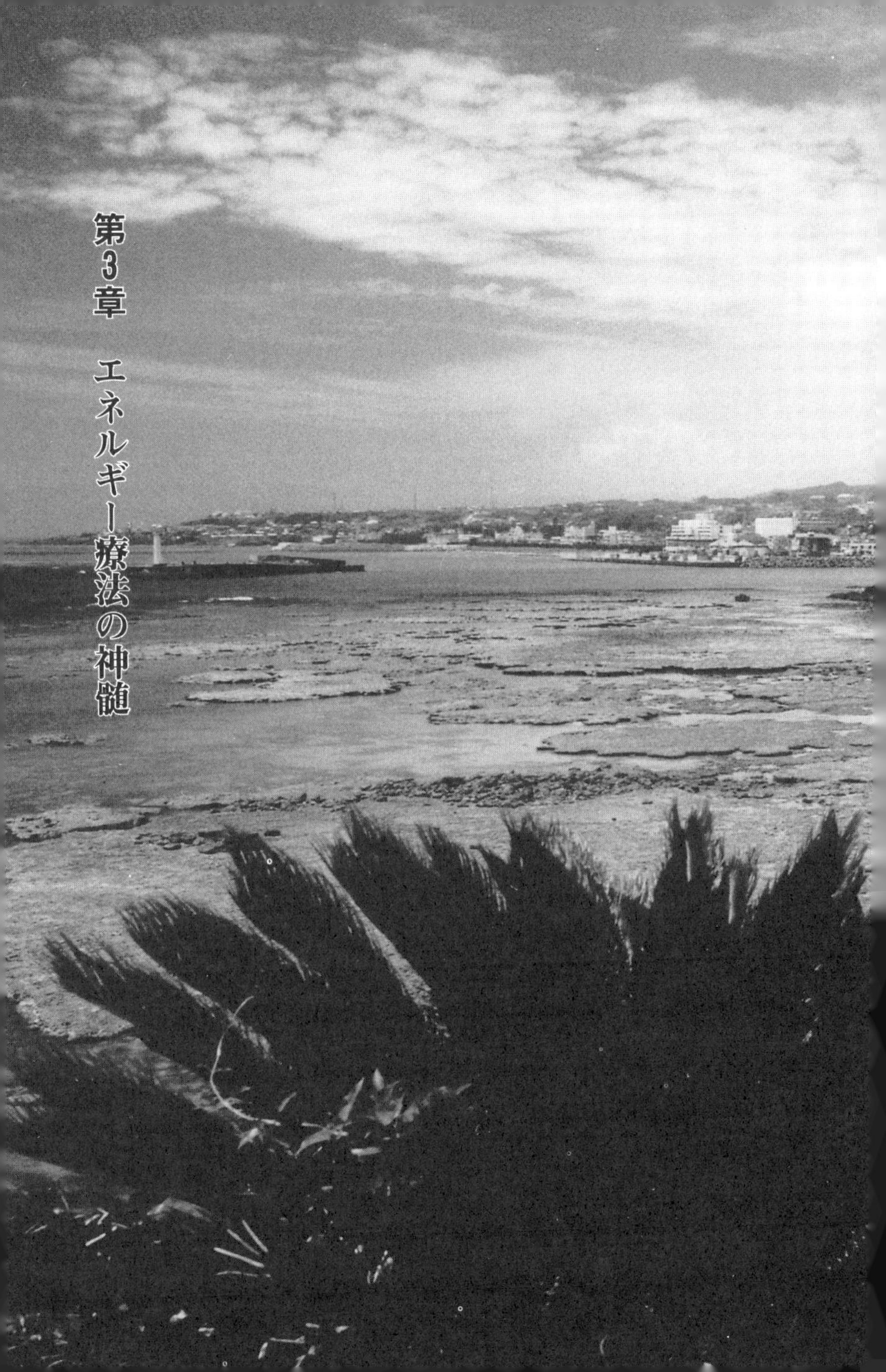

遠くにある水を変えてみたら

いま、日本の政治家でいちばん注目を集めているのは、なんといっても総理大臣の小泉純一郎さんと外務大臣の田中真紀子さんでしょう。小泉内閣が発足してから、一般国民はひときわ政治に関心を示し始め、小泉総理は過去最高の支持率を得ています。田中外務大臣への注目度も高く、その外交手腕に期待するところ大です。

私も国民の一人ですから、政治家たちに日本を良くしてほしいと願うわけですが、願う余りに私はこの二人の政治家にエネルギーを送り続けていました。もちろん、面識があるわけではないし、面と向かってではありませんが、この二人の名前を書いた紙切れを前に、ひたすらエネルギーを送っていたのです。

残念なことですが今、小泉首相から出ているエネルギーはあまり良いものではありません。アメリカのジョージ・ブッシュ大統領のところへ行ってから、そうなってしまいました。そこで今はエネルギーは送っていません。

ほかに最近、にわかに関心が高まっているのは、アメリカのメジャーリーグです。多くの日本人が声援を送っている二人の野手のうち、私は新庄剛志選手を応援しています。

ところが、これを書いているちょっと前、この選手は脚《あし》を痛め、欠場を余儀なくされました。それでも私は遠くからエネルギーを送っていたら、何日目かに復帰し、途端にばりばり打ち始めましたね。

余談めいたこんな話をするのは、私が自分のエネルギーを人に注ぎ込むエネルギー療法を、おもしろおかしくでもいいから理解してもらいたいためです。

この療法は、患者さんの体に触って直接エネルギーを入れるだけでなく、遠方にいて、しかも見ず知らずの人にも、エネルギーが送れることを知ってもらいたいためでもあります。

では、私はどうして自分のエネルギーを人に送ったり、注ぎ込んだりするようになったのでしょうか？

思い返してみると、水を相手にエネルギーを送ったのが始まりでした。当時、腎臓を病んだ人が北海道にいました。以前からこのご夫妻とは知り合いで、ご主人のほうが腎臓病で、奥さんはなんとかして私に治してもらいたいようでした。

ある日、奥さんと電話で話していたとき、私は「コップに一杯、水を持ってきてくれませんか」と頼みました。「ふつうの水道水でいいんでしょうか」と質問されたので、「けっこうです」ともいいました。そして、奥さんが受話器を片手に、コップを別の手に持ったままのところへ、私は念じるようにしてコップの水にエネルギーを入れてみたのです。

その数分後、ご主人に飲んでもらいました。電話でその結果を聞くと、「主人は、この水はノド越しが良くて、まろやかだといってます。最近の水は変わったのかな、とも首をかしげてました」とのこと。明らかに水が変わってしまったのです。

東京や大阪のような大都市の水道水は、カルキが強くて、臭みが強いようです。北海道ならば、札幌は大都市並みかもしれないけれど、このご夫妻は中小都市に住んでいるので、水はそんなにまずくはないでしょう。それでも、私がエネルギーを送ったことで、まずさが消え、おいしくなったと感じたそうですから、私は触発されました。

「遠いところの水にエネルギーを入れられるのだったら、人にも入れられるのではないだろうか」

というわけです。

水に宇宙エネルギーを入れる

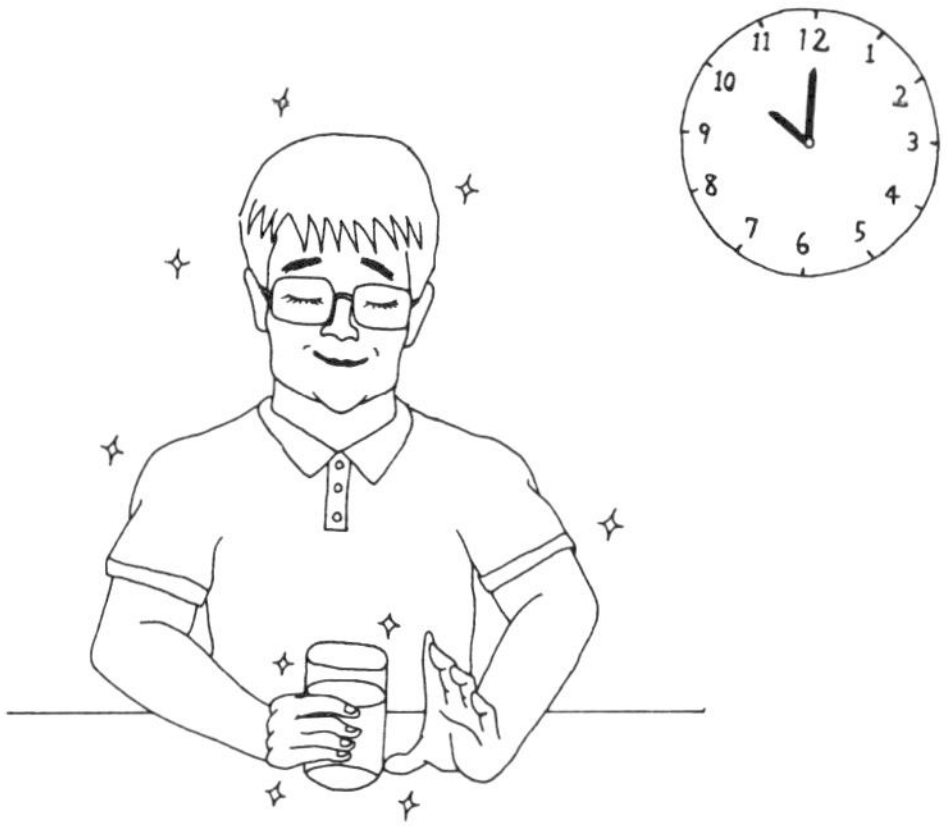

宇宙エネルギー⇨プラーナ

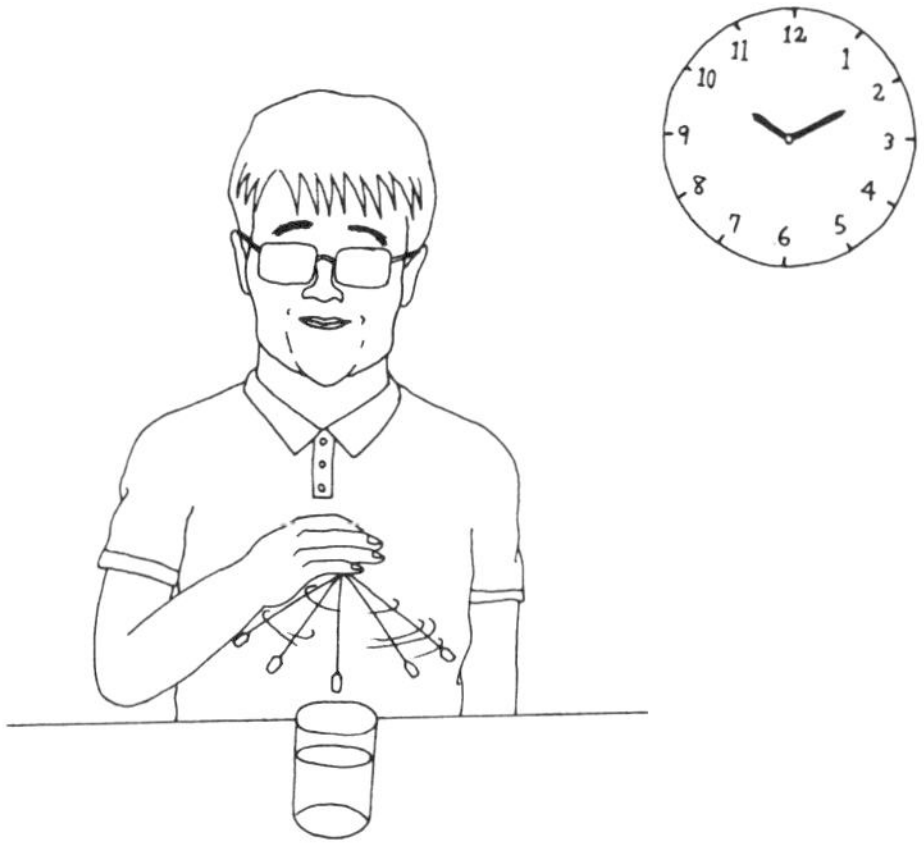

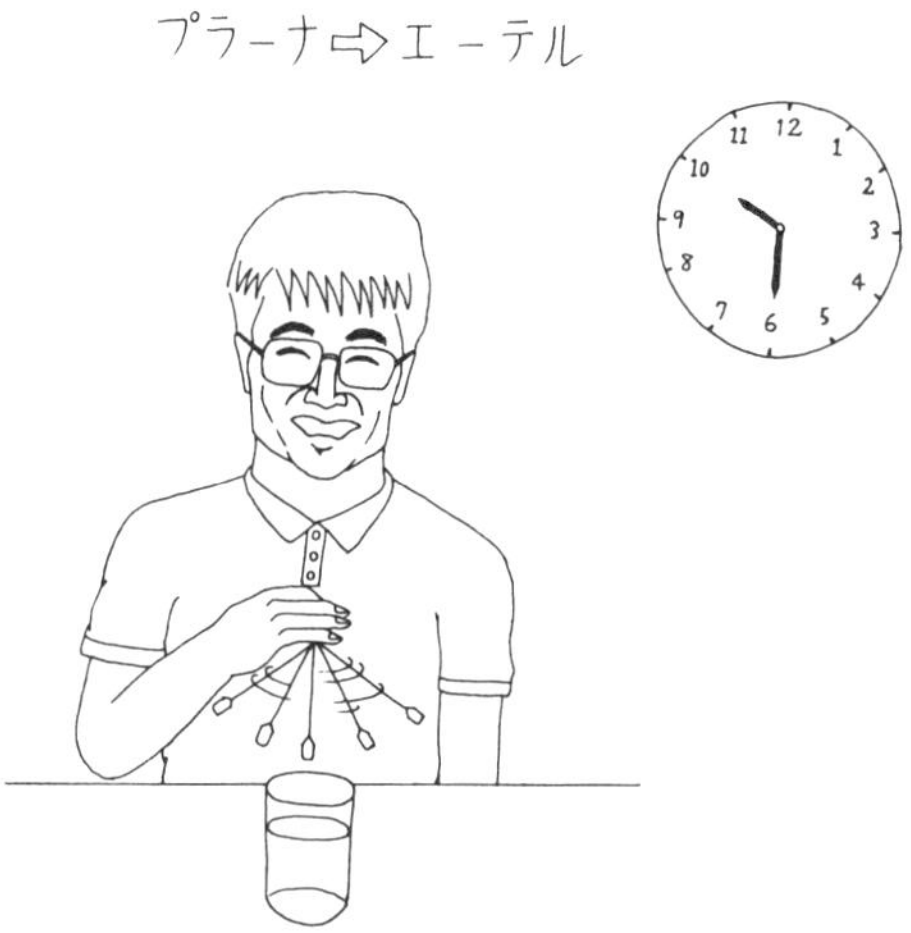

以上の３点は、患者の村山裕武さん（青森県在住）が、エネルギーの変化について絵にして下さったものです。時間がたつに従ってエネルギーが変わっていく様子を表しています。

人間の体は七〇パーセントが水分で成り立っていますから、エネルギーが通じやすいとも思いました。

しかも、遠い、近いに関係なく、エネルギーを送れるという自信もわきました。

私はそこで、身近にいる看護婦や女房、それに患者さんにも自分のエネルギーを送ってみました。その反応は、「体が温かくなった」とか、「身が軽くなった」というもので、やはり思ったとおりでした。遠隔地にも送れるのに、目の前にいる人に送れないわけがありませんからね。

気功の効果を目の当たりにしてから、見よう見真似で娘たちを相手に試したのと同じようなものです。気功で気を送るのも、水や人体を変えるためにエネルギーを送るのも、気＝波動＝エネルギーの問題なので、根っこのところでは共通しています。

治りきらないガン患者を迎えて

エネルギーは、気であり、波動であるとは、前に述べました。

人間でも、動物でも、どんなモノでも、持ち合わせています。

しかし、どれもこれも同質のエネルギーではありません。良いエネルギーもあれば、悪いエネルギーもあります。高い低いの差もあります。

高いエネルギーのことを最近、私は「高周波エネルギー」と呼ぶようにしています。電流や電波に周波数というのがあるそうですが、人の波動＝エネルギーにも確かに周波数があり、それも高周波数と低周波数に分かれています。

さて、私がエネルギーを送って、水を変えたり、人を動かしたり、温かくしたりできるのは、なぜでしょうか？

答は簡単です。

生命はすべての人と、あるいはすべてのモノと、つながっているからです。ということは、すべてが持ち合わせているエネルギーも、つながっているということです。

とくに、唯一の神から授かったエネルギー（これを「宇宙エネルギー」といいましょう）は、それを宿している肉体や物体が、表面に現れている姿や形は別でも、相通じています。宇宙エネルギーによってすべてはつくられ、すべては宇宙エネルギーの変化したものなのです。

これが第一の答であり、もう一つは、周波数が高いからです。

ただし、この高周波エネルギーというのは、人間でいえば、心がきれいな人にしか有することができないと私は考えています。「私は生命です」と信じて、人にやさしく、思いやりがあり、寛容の精神に富んでいて初めて、高周波エネルギーを送れるし、受け入れられるというわけです。

裏返すと、「私は人間です」としか思えない人には高周波エネルギーがありません。そのような人たちは物質的に恵まれることはあっても、低周波のままで、病気にかかりやすく、治しにくくなっています。

私の結論はこんなところですが、私自身の場合を振り返ってみると、昔から高周波数のエネルギーを持っていたわけではありませんでした。気功の真似事をして人を動かしてみたり、患者さんの患部に触って気を入れ、症状をやわらげていた段階では、私の気＝波動＝エネルギーはまだ幼稚だったと思っています。気功療法を施す医師といわれても、いまから思うと、まだまだ弱くて、未熟でした。

それが、遠方にある水を変えたとき、宇宙エネルギーが高まったかな、と感じるようになりました。

時系列的には不正確ですが、それと前後して、近所の人の痛みを癒してあげられるようになり、「オヤッ！」と気づいたのです。「ハチに刺されて、こんなに腫《は》れちゃった」とか、「子供がムカデにやられて泣き叫んでいる」などといわれて、私が刺された箇所を触ると、腫れや痛みがスーッと消えていくのがウソのようでした。火傷《やけど》の痛みも、すぐにとることができました。

杖なくしては歩けないお年寄りの脚に触って、たちどころにちゃんと歩けるようにしてあげたことも幾度かあります。肩凝《かたこ》りがひどくて、首が回らない人が私に触られたら、一夜にして凝りがなくなったケースもあります。痛風で赤く腫れていた脚がウソみたいに腫れがとれ、赤くなっていたところを正常に戻すのに一〇分もかからなかったこともあります。

いまでこそエネルギー療法なんて言葉を使っていますが、そのころはそんな療法を意識していたわけではありません。

前にも述べた『心身の神癒』をバイブルのようにして繰り返し読んだり、以前の知花敏彦先生の教えを実行したりして、神と聖域への理解を深めていったといったらいいでしょうか。

平たくいうと、私自身が目に見えないものを信じ、「私は生命です」と思い続けていたのです。

そうすることで、私のエネルギーによってちょっとした外科的な癒し効果を受けたり、ガンなどの難病や糖尿病などの生活習慣病がよくなる人も出てきました。

その良い例がガンの患者さんを診療する場合です。

いつごろからか、のじま医院には方々の病院で治療を受けたものの、治りきらずに訪ねてくるガンの患者さんが増えてきました。すでに手術を施された人や、どうしようもなさそうな末期ガンの人が、いちるの望みをかけて私を頼ってくるのです。

でも本当は私が治しているのではなく、見えないものが存在することを知り、本当の自分は生命であることに気づいた本人が、自分の体を治しているのですが。

そのような患者さんを迎え、私が何をするかというと、「［私は生命です］と思ってください」「見えないものを信じてください」などと、いつもの話をするかたわら、食事療法とエネルギー療法を施すだけです。放射線治療や抗ガン剤投与などで苦しんでいた患者さんも、一回触ってあげると、苦痛がなくなって体が楽になり、笑顔が出てくるほどです。

私の話をよく理解してくれて、想念を変え、心がきれいになった患者さんは、日に日に快方に向かっていきます。まず、入院したときの暗い表情が、院内の雰囲気に同調するようにガラリと明るくなります。入院したその日から、良く眠れるようにもなります。

ガンの進行が止まり、治りつつある信号が出ているのかもしれません。こうしてガンのみならず、私は実にさまざまな病気と立ち向かって治し続けています。

その治療法は、特効薬や手術などによらないだけに、奇跡のような不思議現象と表現しても良いようです。「まさかっ！」「ウソみたい！」といわれるようなケースが続出しているのですからね。

エネルギーは高いところから

しかし、私のエネルギー療法が実際に奇跡を起こしているわけではないと思います。

エネルギーを送る私、それを受ける患者さん、この両者のチャンネルがぴったりと合っているからこそ、可能になるのであって、考えられないような奇跡や不思議現象ではないのです。

私のエネルギーがますます高く、強くなっているので、以前と違って思いもよらぬ現象が出てくるのは確かです。そのエネルギーの高まりに合わせるように患者さんのエネルギーも高まっていれば、効き目はなおさら良くなります。繰り返しいうように、隣人を許せるようになった人は、必ずエネルギーが高まります。

要は、私の話を十分に理解して、心をきれいにしてくれれば、高周波数エネルギーを有するようになるので、私とチャンネルが合います。「私は生命です」と思うことによって、エネルギーが高くなるので、私のエネルギーを受ける力も強くなるというわけです。

その結果、病の回復が早まります。

逆に、「私は人間です」と頑固に思い込む人のエネルギーは低周波数なので、私のエネルギーを受けたときは症状が軽快しますが、すぐに悪いエネルギーを自分でつくり、ため込んでしまいます。

いずれにせよ、生命とエネルギーは万物につながっているし、その霊的な存在は、時間と空間を超越していますから、いつ、どこででも、互いに通じ合うことができます。

それが病気治療の場合でいえば、癒す側の私のほうからエネルギーが流れ、癒される側の患者さんにそれが入り込んでいくのです。

そのような道理からすると、「先生に触られただけで治っちゃった」というのは、決して奇跡ではありません。不思議現象といえるかもしれませんが、何もないところから降ってわいたようなことではないのです。

ところで、エネルギーの流れについて私が常々思っているのは、エネルギーは高いところから低いところへ流れるということです。低いところから高いところへは流れにくいともいえます。

私が患者さんの体の一部に触って、エネルギーを送り込んでいるときは、どんな場合でも、私のほうが患者さんより上に位置しています。下に位置する人が上からエネルギーをもらっているという図になり、流れがよりスムーズになるわけです。

高いところから低いところへということは、私の講演会についてもいえることです。その会場が大きくて、講師が高い壇上に立っていても、あるいは、教室のような会場で、講師が低い壇に立っていても、いずれの場合も聴衆に向かって上からしゃべっていることになります。

そうすると、私のエネルギーがみなさんに流れ込むようにして入っていきます。それと同時に、みなさんのエネルギーも高くなっていくのです。

「野島先生の話を聞いているうちに、体がやわらかくなったり、温かくなったりしました」

「聞いていると、肩凝りがほぐれて、体から力がわいてくるようでした」

これは、私の講演を聞きにきた人たちが話していたことです。高いところからプラスのエネルギーを受け入れ、体内にうまく循環し出した表れでしょう。

私の講演会場で、肩凝りや腰痛や頭痛が治ったり、曲がらなかった指や関節が曲がり、動かせるようになった人もいます。

講演会から帰宅しても、会場で受けたエネルギーが温存されているそうです。家に帰って、家族に体を触らせたら、「やわらかくなったわねえ」といわれた人もいます。

ただし、そのエネルギーの温存がいつまでも持続されるかどうかは、その人次第です。すぐに抜けてしまう人もあれば、ある程度長続きする人もいます。

その差は、見えないものを信じるか、信じないかによって決まります。というより、そもそも私の話を聞いているうちから、どうしても「私は人間です」としか思えない人には、エネルギーは入っていっても、すぐに消失してしまいます。

こんなことも聞きました。

熊本県と大分県に住んでいる別々の患者さんが、車や電車に乗ってはるばるのじま医院に向かったそうです。そうしているうちに、二人とも症状がだんだんやわらいでいくのを感じたといいます。

「これから野島先生のところへ行って、治してもらうんだ」

そう思って、患部に少し意識を集中させただけで、ついさっきまで痛かったり、苦しかったのが癒されてきたということです。

また、熊本県の人吉市に住んでいる人から聞いたのですが、明日、のじま医院に行くと決めると、その日から腰痛と下肢痛が消えるそうです。この人は二度も腰椎間板《ついかんばん》ヘルニアの手術を受けたほど症状の重い人です。

これらの例は、その患者さんたちと私とのエネルギーの波長が合ったことによる現象です。周波数が合ったといっても良いでしょう。

これも不思議現象といえばいえますが、そのようなことが私の周りではしばしば起きています。

無限にわいてくるエネルギー

「エネルギーをそんなに送り続けていたら、先生は参ってしまうんじゃないですか?」

このような同情とも質問ともつかぬことを私にいう人がよくいます。

「大丈夫、エネルギーは無限ですから」

私はこう応じます。

私を思いやってくれるのは、うれしいことです。とくに私の日課を見聞きしていると、そう思わざるをえないのかもしれません。

私の日課は、夜明けに自室で、患者さんのほか、いろんな人の波動状態を調べたり、エネルギーを送ったりすることから始まります。

朝の六時から、入院患者さんの診察と治療を行ないます。ベッド数は十四で、だいたい満室なので、けっこう時間がかかります。

七時半から一時間ほどは朝食休憩をとって、八時半から予約の外来患者さんの診察や治療を始めます。その合間に、入院患者さんや急患の患者さんを診ることもあります。

昼食の休憩は午後一時から二時ごろまでですが、患者さんが多いときは、一息入れる間もありません。

午後の診療は二時ごろから六時までで、やはり予約を受けた外来患者さんを診たり、治したりします。その間、急を要する患者さんも受け入れるのは午前と同じです。

診療時間を過ぎた午後六時からは、再び入院患者さんの診察と治療に当たり、早くて七時に終わることもあれば、九時ごろまで続くこともあります。（休診日は土日と祭日としていますが、まるまる休むのではなく、講演に出かけることがよくあります）

このような日々で通常、一日に四十人前後の患者さんにエネルギー療法を施していることになります。患者さんの体のどこかに手を当てて、ジーッと目をつぶり、エネルギーを送っているのです。

一人当たりの時間は短くて一〇分、長くて三〇分ほどかかります。それでも私のエネルギーが消耗し、枯れきってしまわないのは、内からどんどんわいてくるからです。エネルギーを送れば送るほどわいてくるといっても良いでしょう。

万物が宿している生命は唯一であり、すべてつながっているとは前にも述べました。エネルギーも同様に唯一のものです。私だけが特別のエネルギーを有しているわけではありません。

それだけに、私がどれほどたくさんエネルギーを費やしても、底をつくことなく、次から次へと補充されていきます。いや、どんな人でも自分のエネルギーをプラスに、有効に費やすならば、尽きることはなく、わいて出てきます。

もちろん、そこには正しい意識があってこそのことです。正しい生き方と考え方によって、きれいな心を保っていれば、プラスのエネルギーがわき出てくるのです。

エネルギーは尽きるどころか、ますます高まっていきます。

私の波動＝エネルギーは数年前より何万倍も強く、高くなっています。そればかりでなく、数か月前よりずいぶん高くなっているし、数日前と比べても高くなっています。

なぜならば、毎日のように四十人もの人に尽くしているからです。人に尽くせば尽くすほど、天井知らずのようにエネルギーが強くなるのを実感しています。

以上が、私がエネルギー療法を本格的に始めてからの、偽らざる体験です。

血流が良くなりリラックス

ここまでで何度もエネルギー療法という言葉を使いましたが、あらためてそのやり方を簡単に説明しておきましょう。

エネルギー療法というのは、一言でいうと、患者さんの局所を触る方法です。局所というと、妙な連想をされるといけないので、局部といったほうがいいかもしれません。

その局部は、痛みなどのある患部だったり、足首や肩だったりします。足首や肩を触ると、そこに痛みなどがなくても、全身にエネルギーが流れ込むので、さまざまな症状をやわらげるのに効果があります。

どのようにやわらぐかというと、まず触った部分の筋肉や靱帯《じんたい》が柔らかくなります。筋肉や靱帯の細胞の並びが正常に戻るからです。

それに伴って、筋肉や靱帯に圧迫されていた血管やリンパの流れが良くなります。触った部分に痛みがある場合は、痛みが取れます。痺《しび》れもとれてきます。

また、エネルギーは局部に送りますが、そこだけを癒すわけではないので、全身の血流が良くなり、体が温かくなるという現象が起きます。そのために患者さんの中には、触られていて熟睡してしまうほどリラックスする人がいるほどです。

さらに、局部を集中的に治療しても、エネルギーが全身にまわることによって、そのほかの首、腰、膝、足首などの調子が良くなります。

これが患者さんに直接触ってするエネルギー療法の基本で、治療というより現代風にヒーリングと呼ぶほうがふさわしいようです。

ヒーリングというと、一般的には心を癒すのが主流のように思われるでしょう。私の場合も、心の問題は治療の大事なポイントとなってはいます。ですけど、ここでいうヒーリングは、医療のありとあらゆる分野をカバーしています。外科や内科だけでなく、耳鼻咽喉科も整形外科も神経科も精神科も小児科なども含んでいます。極端にいうと、ガンから耳鳴りまで対象にするといった具合です。

私の前作『病気を治すには』(たま出版)にも示されているように、医療活動の範囲は限りなく広がっているのです。

また、エネルギー療法の副次的な産物として、のじま医院の投薬量が少なくなったことが挙げられます。

私の治療を受けたり、講演を聞いたりした人のクスリの量が少なくなるのは、その人のエネルギーが高くなっているためです。そればかりでなく、エネルギー療法を受けたことがない古くからの患者さんも、ここに来ると、クスリの量が少なくて済むようになりました。

どうしてかというと、私の体から出るエネルギーが近年ますます高くなったことによって、のじま医院自体の磁場が良くなり、院内のすべてのモノや人に高いエネルギーが入っているからです。

院内の水についても、同様のことがいえます。玄関先のロビーには浄水器が設置してあって、患者さんはもとより、それ以外の人も、この浄水器から出る水をよく飲んでいます。とくに、この水でいれたお茶やコーヒーは、ふつうの水道水を使ったものより格段においしいそうなので、外部の人がペットボトルなどにこの水を汲んでいくほどです。

このことは、浄水器を通して水をおいしくする上、私の体から出るエネルギーが大量に入っているために、さらに水が力を増しているからでしょう。

外来の患者さんも、入院患者さんも、この高エネルギーにしょっちゅう接しておられるので、それだけでも回復効果があり、クスリに頼る度合いが低くなるわけです。

失明寸前の視力が急に回復

もう一つのエネルギー療法は、遠隔治療と呼んでいるものです。

これは簡単にいって、遠方にいる人にエネルギーを送ることです。どこの家庭にもあるリモコンを想像すると、わかりやすいでしょうが、あれは目前にある電気機器のセンサーに反応させて操作するわけです。

それとは違って私の遠隔治療は、目の前どころか、はるか遠くまで操作することができます。日本のどこであろうが、地球の裏側にある国であろうが、距離や空間は問いません。

この遠隔治療には二通りあります。

一つは、電話によるものです。患者さんが私に電話をしてくると、「いまからエネルギーを送りますよ」といって、たいていの場合は、患者さんの右手を胸に当ててもらいます。あるいは、痛みや痺れなどのある患部に手を置いてもらうこともあり、この方法では、体の一部分だけにエネルギーを送ることが可能です。

これでわかったのは、患者さんが右手で自分の体に触ったときと、触らなかったときとでは、病気を治すために出るエーテルやプラーナの波動の出方が違うことです。体に触って私のエネルギーを受けながら遠隔治療を施されると、患者さんの体からエーテルやプラーナの波動が出て、いっそう病気の治りが良くなるのです。

では、患者さんが自分の体に触らずに私のエネルギーを受けた場合、エーテルなどの波動は出ないのでしょうか?

一度だけこの方法で遠隔治療を施したところ、その波動は出なかったのですが、何度か行なっているうちに出てくるのではないかと考えています。そのうち、この結果が出るでしょう。(エーテルやプラーナという聞き慣れない言葉を用いましたが、次の章でその意味を説明します)

いずれにせよ、この治療法は遠くにあるコップの水にエネルギーを送ってみて、ノド越しの良い水に変化させたことがそもそもの始まりでした。これに自信をえた私は、電話を通じて体や心の病める人にエネルギーを送ってみたところ、相手も私自身もびっくりするような効き目が次々に出てきたのです。

現在でも、継続的に私の遠隔治療を受けている患者さんがいます。どなたも直接お目にかかったことはありませんが、その代表例をいくつか挙げてみましょう。

①熊本県の男子高校生で、お母さんから相談が持ち込まれました。外出をいやがり、学校にも行きたがらない、いわゆる引きこもりで、夜と昼とが逆転しているとのこと。不安がって動悸がすることもあるそうです。私はその子に電話口に出てもらい、「○○○君ですか」と声をかけると、「はい」という返事が返ってきました。私はそこでエネルギーを送り、さらに後日も繰り返しました。その後、お母さんの話によると、表情が明るくなって生活が少しずつ正常になり、学校にも行くようになったそうです。

②岡山県の小学生で、これもお母さんから頼まれました。その子は情緒不安定で、学校に行ってもおしっこが近くてしようがなかったり、友達ができなかったりするそうで、いわば情緒障害児です。この場合は、本人

にエネルギーを直接送らずに、お母さんに送っています。まだ二回ほどですが、そのうち良い結果が出てくるでしょう。
③宮崎県のガン患者の男性で、すでに末期にあるようで、黄疸症状もひどくなっています。一週間ほど前から遠隔治療を続けており、エネルギーが入ってきて電話の声がだんだん元気になっていくのがわかります。不眠も徐々に解消してきたようです。
④佐賀県の、これもガン患者の男性で、二年ほど前に電話で相談を受けたことがあり、その前後にも地元の病院に行っていたそうですが、いっこうに良くならないとのこと。病院から手術を勧められても断っているそうです。私がこれまでに三回、遠隔治療を施したところ、体がすっかり軽くなったとの報告を受けました。
⑤重度の増殖性硝子体《しょうしたい》網膜症の女性で、現在、最も恐れているのは失明です。視力が〇・〇〇一まで下がり、失明寸前だったかもしれません。こ

の患者さんには遠隔治療と直接治療を行ないました。その結果、視力が〇・〇一に上がったそうで、検査に立ち会った眼科医が「これは奇跡だ」と驚いていたといいます。ご本人は、病が重くなったこともあって、ご主人やお姑さんとの葛藤があったようですが、目が見え始めてから、良く眠れるようになったのと同時に、やさしく、明るくなり、身内との関係修復ができてきたようです。ただし、問題が起きると、私に電話してきますので、あらためてエネルギーを送っています。

電話での遠隔治療の実際を少しでもわかってもらおうと、こんな実例を紹介しました。いずれのケースも外来通院か、入院でもしてもらえると、治りが早くなるのでしょうが、そうもできない事情があるようですから、今後も電話による遠隔治療を進めていきたいと考えています。

パラグアイにエネルギーを送って

遠隔治療のもう一つは、私のことをまったく知らない人か、知っていても本人には知らせずに、それぞれエネルギーを送る方法です。電話を通じても良いし、電話などを通さなくても可能です。前述した小泉総理や新庄選手にエネルギーを送っているというのは、後者の分類に入ります。

この方法で最近、おもしろいケースがありました。南米パラグアイに住んでいる、私のことを知らない人にエネルギーを送ってみたのです。

事の起こりは、パラグアイから来日中、具合が悪くなって、のじま医院に入院したご夫妻に「どなたか体の具合が悪い人はいませんか？」と尋ねたことでした。すると、「パラグアイにいる娘が腰の痛みで苦しんでいます」とのこと。

私はその娘さんの名前を聞いて、遠隔治療を試みることにしました。以下、その娘さんからの症状を知らせる手紙です。

●パラグアイ在住のEさんより

私は八年前に椎間板ヘルニアになって以来、いつも腰が痛く、掃除機をかけられないこともありました。

毎朝、起き始めは腰の痛みを感じますが、動き始めると、体が温まってくるせいでしょうか、あまり痛みを感じなくなります。

昨年八月に、荷物をさげて階段を下りているときに尻餅をついて以来、背骨も痛くなり、腰の骨も時々ずれるようになりました。

骨医者に通って治してもらっていますが、二週間ほど前から夜寝ていても腰が痛くて、目が覚めたりしました。

ところが、三日ほど前から、良く眠れるようになり喜んでいましたら、父から国際電話があって、野島先生がエネルギーを送って下さったことを聞きまして、本当に有り難く思っています。

朝、顔を洗ったりするとき、腰に痛みを感じますので、また骨医者に行きましたら、背骨の下から上へ向けて五か所ほど治してくれましたが、まだすっきりしません。

私の住んでいるところは三階で、事務所にも階段がありますが、骨医者は階段が良くないと話しております。

取りあえず、お礼とご連絡まで。


確かに私は、パラグアイに住む娘さんにエネルギーを送り、それによって彼女の腰の痛みが軽くなったとは、ご両親からも聞いていました。手紙にもあるようにお父さんがパラグアイに電話をして、そのときの娘さんとのやりとりを私に教えてくれたのです。娘さんは自分のことを思いやってくれるご両親に感謝するあまり、電話口で泣いたということも、お父さんから聞きました。

それもさることながら、この不思議な出来事にご両親も、娘さんも、びっくり仰天したそうです。

私もご夫妻からこの話を聞いたとき、自分でいつも「ニューヨークにいる人だって治せます」などと話しているくせに、実際にそれが現実になったので、とてもうれしくなるとともに、遠隔エネルギー療法の威力を再確認できました。

さらに、前の手紙では完全には良くなっていないと伝えていた娘さんの腰の状態が、もっと良くなったということです。そのことは、お父さんからの次の手紙で知らされました。

●来日中のFさんより

先日はたいへんお世話になり、有り難うございました。

その後も、パラグアイにいる長女に日本から遠隔治療を施していただいている旨、のじま医院のスタッフから伺い、感謝申し上げます。

長女は腰の痛みがなくなったそうです。その前は、寝ていても痛くて目が覚めたこともあったといいます。いまは昼間、姿勢が悪いと、ある程度は痛むそうですが、以前と比べてたいそう良くなり、たいへん喜んでいます。

家内は日本にいるとき、足が良くなり、楽に旅行できるようになりました。このごろは、手の指が良く曲がり、痛みがなくなり、しっかり手で握れるといって喜んでおり、先生に感謝しております。

地球の反対側までとは、ふつうではとても考えられないことで、一般の人には信じられないことだろうと思います。

私ども家族みんなを助けていただき、心より厚く御礼申し上げます。

ついでながら、Ｆさんからその後、腰痛持ちの知り合いと、蓄膿症の長男にも、遠隔治療を施してほしいとのファックスが届いています。

患者さん同士でエネルギーごっこ

ところで、私自身によるエネルギー療法ではありませんが、近ごろ、のじま医院の中で奇妙な光景が繰り広げられています。

患者さん同士で治療し合っているといいましょうか、ある患者さんが自分のエネルギーを別の患者さんに送って、癒そうとしているのです。いってみれば、院長の私と同じようなことを患者さんが自主的に試みているわ

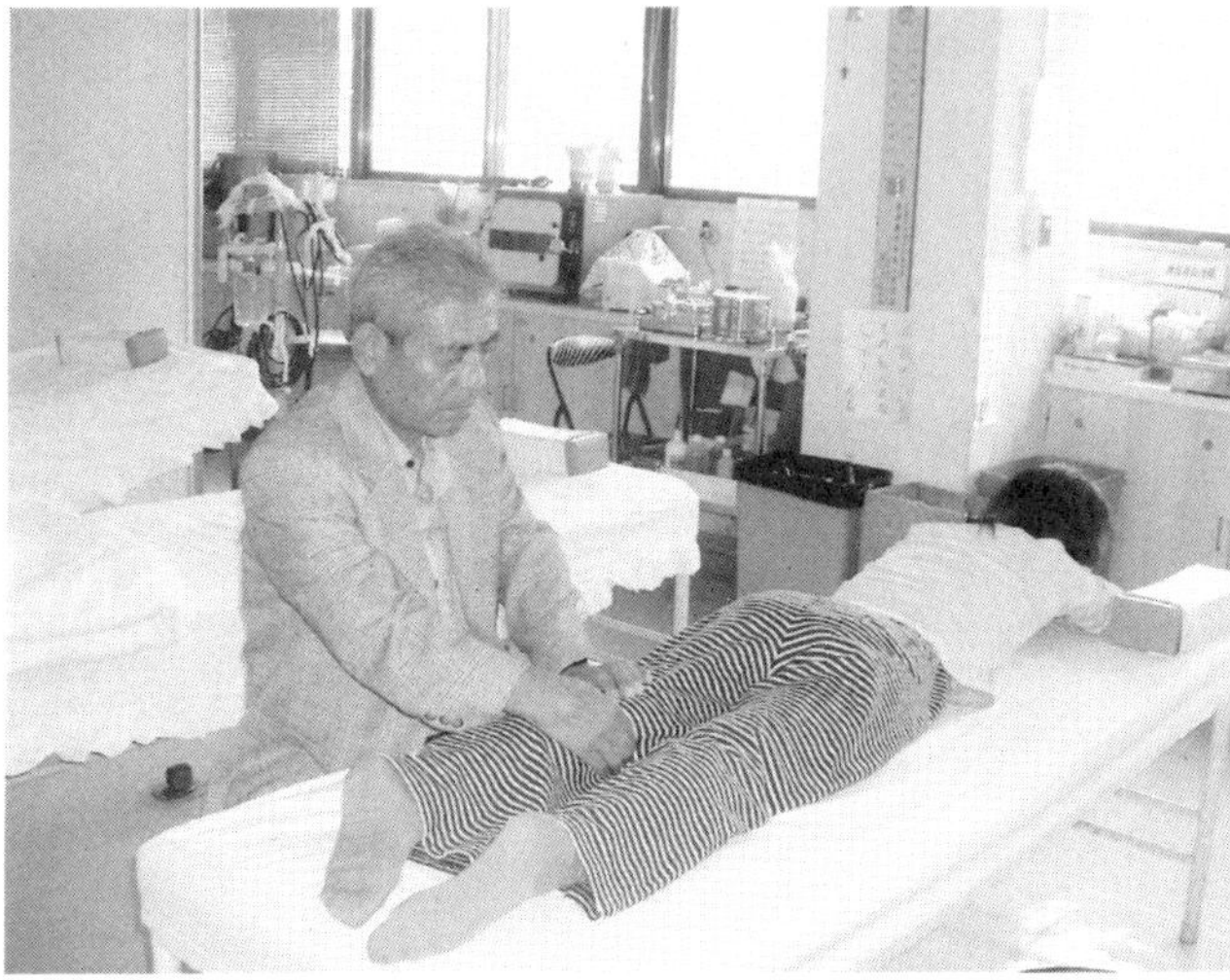

患者さん同士で治療し合う光景がここでは珍しくありません。

けです。

それも特定の一人ではなくて、数人の患者さんが楽しそうにエネルギーごっこのようなことをしているのですから、ほほえましいものです。

その光景をしばしば目にして私が感じたのは、「みなさんのエネルギーも高まってきたからだ」ということです。

その原因を考えてみると、私のエネルギーがますます高くなったのに伴い、治療を受けた患者さんのエネルギーも高くなったということです。そのエネルギーは以前の私ぐらいか、それ以上かもしれません。これは推測ではなく、フーチ＝振り子で調べて判明しています。（フーチは私が常備している大事な小道具です）

とにかく、患者さんが別の患者さんを治療してあげることによって、治療されたほうは体が温かくなったり、気持ち良くなったりします。治療するほうのエネルギーがそれだけ高いからです。

一方、治療してあげたほうは、自分の宇宙エネルギーを分け与えることによって、さらにエネルギーがわいてきます。私が一日に四十人もの人たちに分け与えても、消耗しないどころか、無限にエネルギーがわいてくるのと同じことです。

霊性にめざめた人であっても、人に触ったり、宇宙エネルギーを送ったりしないと宇宙エネルギーは大きくなりません。まさに「与えよ、さらば与えられん」なのです。

私はそのような光景を院内で目にして、咎《とが》めるどころか、「どうぞ、おやりください」という気持ちです。

なぜならば、お互いの魂をステップアップするには、このような行為は大切なことだからです。

心がきれいになった人同士がエネルギーを通じ合わせることによって、ますます素直になるとともに、神に感謝し、生かされていることにも感謝し、魂は浄化されていくのです。

その証拠にエネルギーごっこをしている患者さんのチャクラの状態がきわめて良好です。これもフーチで調べたのですが、その患者さんたちは、上位のチャクラが開いているか、開きかけています。これは驚くべきことです。

フーチのことも、チャクラのことも、あとで説明しますが、チャクラの中でも上位にあるチャクラが開いていて、それが普通の人のケースだというのは、私からすれば、目を見張るようなことなのです。

私は暇をみては、歴史上の偉人や、影響力のある現在の著名人、聖者といわれている人（たとえばサイババ）などのチャクラを調べていますが、その人たちよりも私のほうがはるかにチャクラの状態が良いのです。しかもほとんどの場合、私の患者さんのチャクラのほうが、偉人たちのそれより高いのです。患者さんの成長のすごさには、驚いたり、感心したりしています。

のじま医院で診療を受けた人たちが、こうして周囲の人たちにもエネルギーを送るようになるのは喜ばしいことです。

エネルギーを送るのは、言い換えれば、周囲の人たちを光で照らすことで、この輪が広がっていけば、少なくともその地域は明るく光り輝くようになり、病人も出てこなくなるでしょう。

しかし、そんな甘いことばかりを妄想してはおれません。

エネルギー療法は誰にでも楽に、容易に、効果を発揮するかというと、必ずしもそうとは言い切れないからです。

いくら私がエネルギーを送り込もうとしても、受け入れてもらえないことがあります。どうやっても通じないのです。

その理由はいうまでもありません。

じかに触れてする直接療法でも、電話でする遠隔療法でも、それを受ける人が未だに憎しみ、恨み、妬みなどの悪い感情を持ち続け、したがって、心が汚れたままでいるというのが理由です。つまり、「私は人間です」としか思えない人には、私のエネルギーはうまく入っていきません。心の窓が開いていないからです。

入っていったとしても、エネルギーを悪く使っているのではないかと思われます。

エネルギーというのは、便宜的にプラスとマイナスがあるとは前にも述べましたが、私がプラスのエネルギーを送っても、それを受ける人がマイナスにしてしまい、悪いエネルギーとして蓄積させることがあるのです。エネルギーというのはまた、病気を治すことも、病気をつくることもできます。病気を治すのは、プラスのエネルギーであり、病気になりやすかったり、治りにくかったりするのは、そのエネルギーが不足しているからです。あるいは、マイナスの悪いエネルギーを体内にため込むからです。そうなると、血液の流れが悪くなり、さまざまな病気をもたらします。

一例として、ガンでも、リウマチでも、良いエネルギーが不足したり、悪いエネルギーがたまったりした結果、引き起こされます。

病気になってしまい、なかなか治りにくいのも、悪いエネルギーが集積されたままだからです。

という話になってくると、「第１章　万病の原因は自分の心にあり」と

「第2章　まず、見えないものを信じよう」に逆戻りしてしまいますが、ともあれ「私は生命です」と思い込んでもらうことこそ、エネルギー療法の神髄といえるでしょう。

第4章　病気を治すのは高い波動

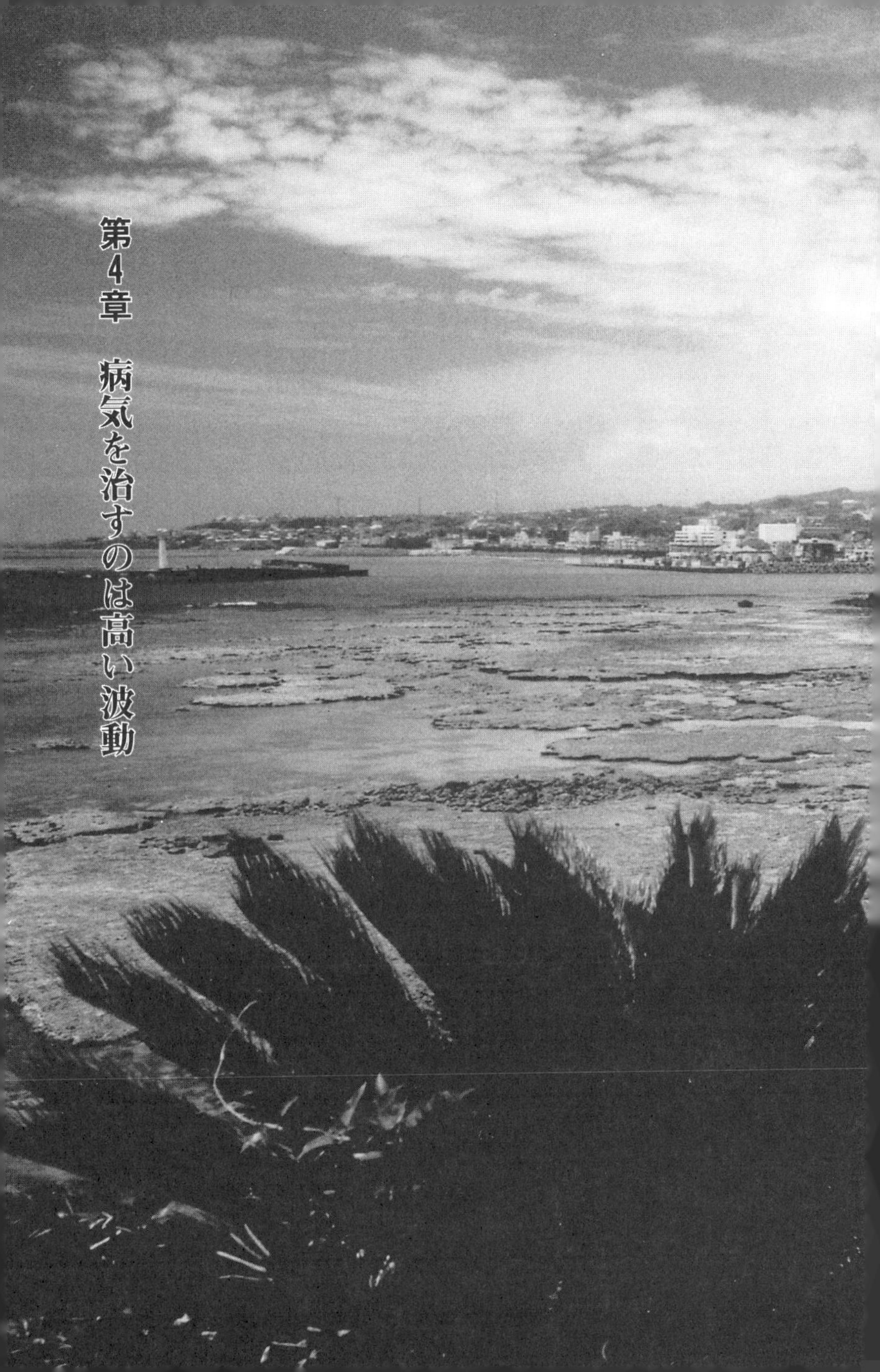

何から何まで測れるフーチ

エネルギー療法と並んで私の医療に欠かせないのが、フーチによる波動の測定です。

多くの人たちに聞いてもらう講演会で、フーチを用いることはあまりありませんが、のじま医院の中で少数の患者さんを集めて話すときは、しばしばフーチを使って、さまざまな測定をします。見えないものを信じてほしいという狙いもありますが、それよりも、いろんな人の波動がどうなっているかを知ってもらいたいのです。

この場合、患者さんの名前が記されたカルテの上にフーチをかざします。私の愛読書を取り出して、その著者や、本に載っている名前や人物写真を対象にすることもあります。みなさんがよく知っている歴史上の人物や現

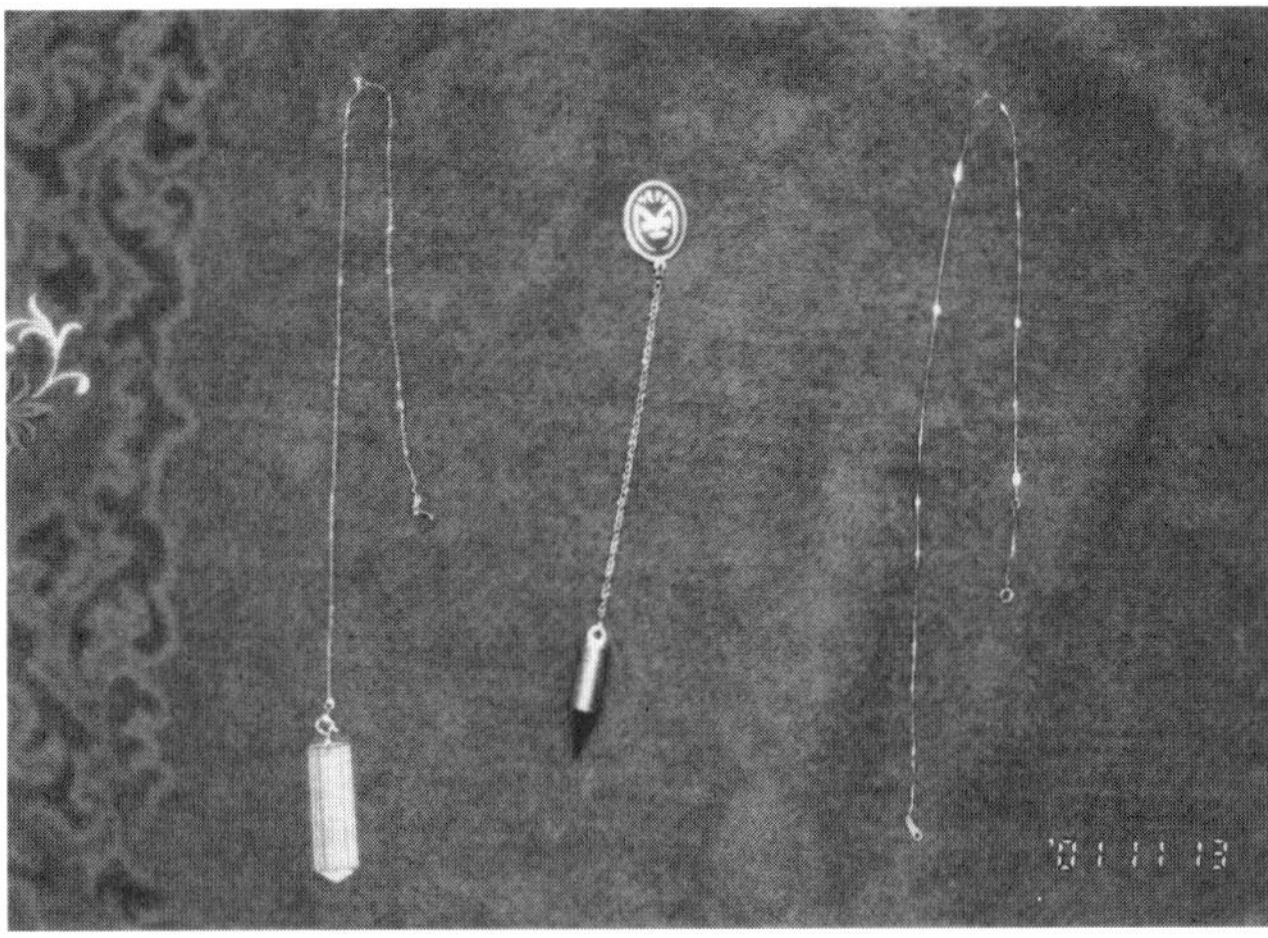

これがフーチ。数種類を使い分けています。

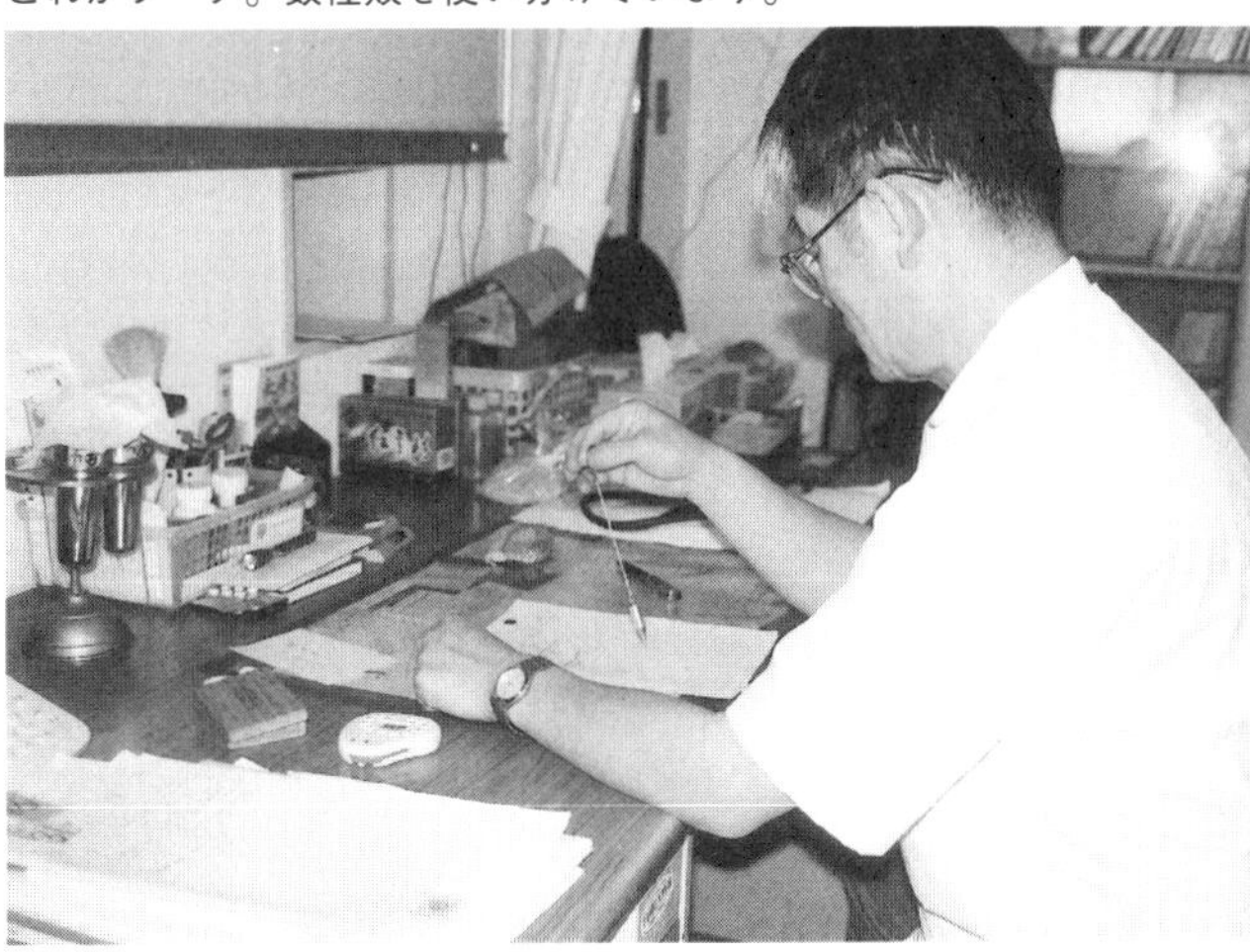

書類にフーチを当てているところ。

役の著名人などの波動を測ることもあります。

フーチというのは、細い鎖と、その先端にある水晶球や金属から成っています。仕掛けも何もない、単純きわまりない小道具です。クサリでもできます。

対象とする人の名前や写真の上にそれをかざすと、初めのうちはもちろん、水晶球も鎖も微動だにしません。ややもすると、先端の球がゆらゆらと振り子のように揺れ始めます。その対象の波動が高い場合だと、やがて揺れ幅がだんだん大きくなり、しまいにはすごい勢いで時計まわりの円周運動をします。私の親指と人差し指に吊るされた振り子が、激しく回るのです。

逆に、対象物の波動が低いと、水晶球はぶらりと下がったままか、かすかに揺れる程度です。

この揺れ具合、あるいは、回転の具合によって、対象とする人の波動の状態がわかります。

対象とするのは、人だけでなく、食品でも、水でも、あるいは、どんなモノでも可能です。

また、波動と一言でいっても、その種類はさまざまです。プラーナの波動というのもあるし、それと並んでエーテルの波動もあり、この二つが最近、私が最も多く調べる波動です。ほかにアストラル体やメンタル体、それに霊体などの波動も測ります。

では、どうやってプラーナとか、エーテルの波動を測るのでしょうか？

それは私の意識にかかっています。

例えば、「プラーナ、プラーナ」と念じるようにして意識をそこに集中し、フーチをかざすと、振幅や回転の運動によってその答が返ってくるのです。その正確度が高いかどうかは、フーチをする人の意識次第ということもできます。意識を集中できなかったり、邪《よこしま》な低い意識を持っていたり、ちゃらんぽらんだったりすれば、正確な反応は得られないでしょう。正確を期すためには、意識の向上が必要なようです。

霊的状態に応じて、波動を測定するものが広がるようです。私の場合は、この世にいない人の意識の状態であっても調べられます。

デジタルで表すのが波動測定器

ここまで述べたところで、用語解説のようなことを付け加えておきましょう。

まずフーチですが、これは古くから中国にあった医療器具のようなもので、近年、日本だけでなく、世界的にもこの機能が見直され、東洋医学、西洋医学を問わず、多くの治療家が使っています。

形状は、前述のとおり鎖と水晶球だけの簡単なものですが、鎖の太さと水晶球の大きさはさまざまです。

この形状が振り子と同じようなものなので、私はフーチというよりも振り子と呼ぶほうが好きです。

これまでに私は何種類もの振り子を使い分けてきましたが、その中で妙な特性に気がつくことがあります。

最初のころは、鎖が太く短くて、水晶球が大きいのを使っていました。これが小さく回るだけなので、長めの鎖を付けたのと取り替えてみたら、びゅんびゅん回るようになりました。ところが、それも日が経つと、振幅や回転が小さくなっていくのです。それで古いのを取り出して、再び使ってみると、この調子が良い。でも、そのうち疲れたように動きが悪くなる。仕方ないので、新しいのを買ってくる、というわけです。

結果、私は振り子を何種類か持って、使い分けるようになりましたが、要は、振り子にも魂やエネルギーがあるようで、その調子によってうまく使いこなさなくてはなりません。

それはともかく、フーチ＝振り子と同じような機能を有するものに波動測定器という道具があります。これも人間だけでなく、さまざまなモノの波動を測ることができます。

最近の波動測定器は改良が進んで、運びやすく、使いやすいコンパクトなものとなっており、価格が手頃になってきたこともあってよく出回っています。治療家だけでなく、企業人が素材や製品などの波動状態をチェックするために使っているようです。

この利点は、波動の状態が数値によって示されることです。

通常、波動測定器の盤の上に人の手や物質を載せると、プラス・マイナス二一を上限下限としてデジタルで示されます。ただ、私がやっていることはレベルがちがいます。

ほかに、フーチと同等か、それ以上に医学界などで良く用いられている

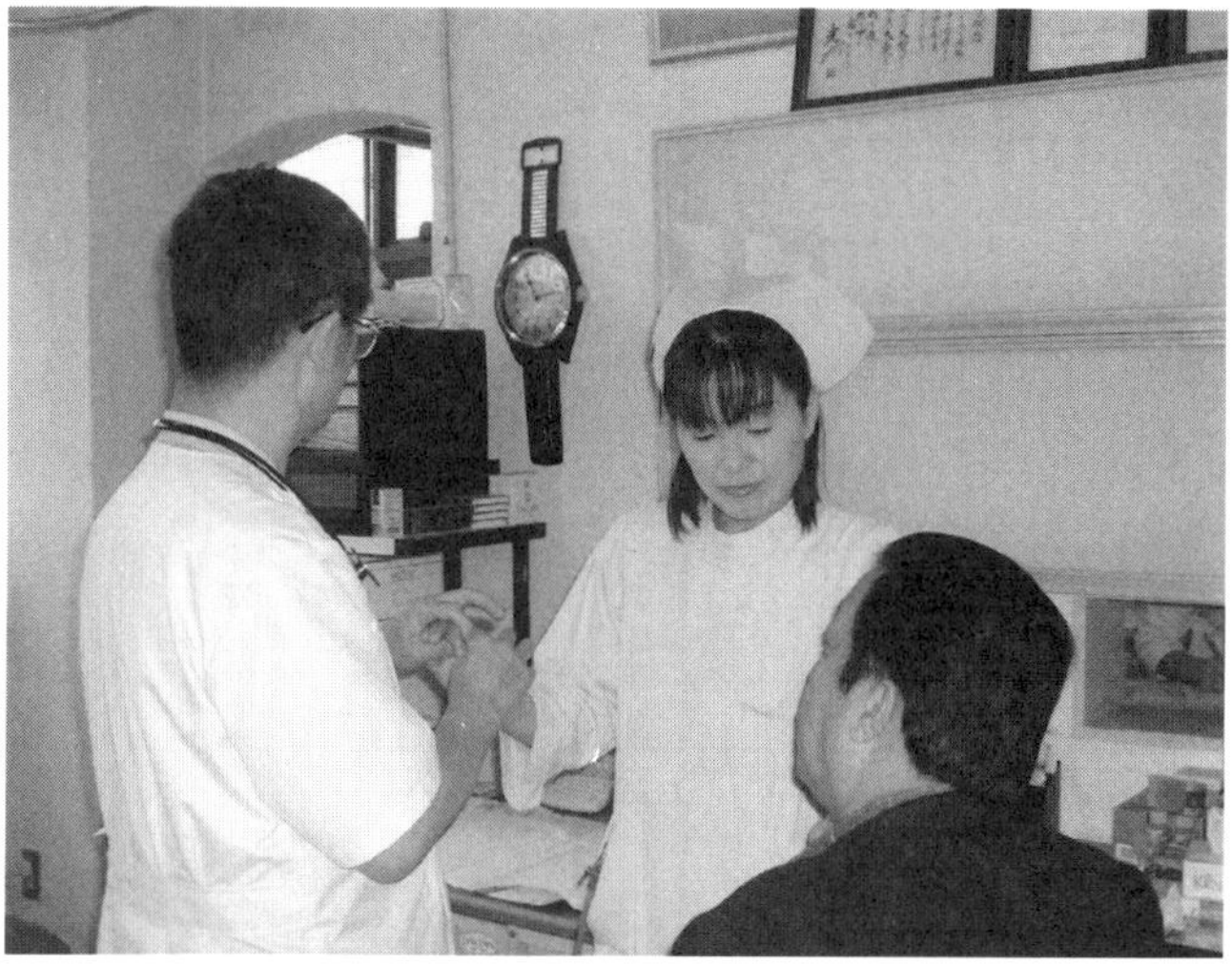

O—リングの“間接法”もよくやります。

ものにO—リングというのがあります。

これは器具というよりも、一つの方法といったほうがいいでしょう。

例えば、患者さんが自分の親指と人差し指で輪（O—リング）をつくり、治療家が直接、この輪に指をかけて開こうとします。たやすく開けば「異常あり」となり、なかなか開かなければ「異常なし」というわけです。

この直接法とは別に、編み棒

のような検査棒を、例えば看護婦が左手で対象物に当て、右手の指で輪をつくるやり方もあります。この輪を治療家が開こうとするわけで、結果は直接法と同じです。

この方法は、対象とする人が目前にいなくても、その人のカルテや名前を書いた紙切れでも試すことができます。いわば遠隔チェックということができ、フーチで遠くにいる人や歴史上の人物などの波動等を調べるのに似ています。この世に生存していなくても、すべての人は今でも生きていますから、誰のことでもわかるわけです。

私もO―リングでクスリの適不適などを調べていたころもありましたが、いまではこれに頼ることはほとんどありません。

いずれにせよ、フーチも、O―リングも、測ったり、調べたりする人の意識の善し悪しによって結果が左右されるようです。

私の持論からすれば、生命と波動＝エネルギーは、すべての人やモノにつながっていることを信じ、「私は生命です」と思っている人を測定するには、それらは正確度の高い強力な手段といえるでしょう。

また、フーチで測る場合は、波動という言葉を使いましたが、波動はすなわちエネルギーなので、エネルギーを測るといってもいいようなものです。けれども、フーチで測るのは波動、というほうがどうもぴったりくるようです。とくに他意はありませんが。

なお、フーチやO—リングでみなさんが気をつけなくてはいけないのは、測定する人の意識の問題です。その人の意識によってすべては影響を受けるからです。「私は人間です」と思っている人が波動について何を調べても、相手にしないほうが良いと思います。

自民党のYKKのチャクラの開き具合は

ここで余談になりますが、著名人のチャクラはどこまで開いているか、私が振り子で調べた結果をご披露しましょう。

ある日から、私は自分自身が強い関心を抱いている国内外の政治家の波動を当たってみるようになりました。政界の主要な人物に対しては一度だけでなく、何度も調べています。それだけ日本や世界がもっと良くなってほしいと願うからです。

そのためにはチャクラを調べるだけでなく、政治家たちにもエネルギーを送ります。最近、小泉首相や田中外相にエネルギーを送っているとは前述しましたが、これもその一環といえます。

一年ほど前から私が注目していたのは、日本の政界でいちばん期待を集めていた自民党のＹＫＫと呼ばれた人たちです。小泉純一郎さんが首相になったので、ＹＫＫという呼び方をしなくなりましたが、三人の中で抜群にチャクラの開きが良いのは山崎拓さん、次いで加藤紘一さん、そして、小泉さんの順です。小泉さんが三人のうちでいちばん良くないとはいっても、他の自民党代議士と比べると、群を抜いています（しかし前述のとおり、これはしばらく前までの話です）。

ＹＫＫの一人である加藤さんが一昨年、自民党内で一悶着を起こしたことがありましたね。決起したものの成功せず、結局は加藤派が分断された形となりましたが、加藤派に踏みとどまった十数人のチャクラの開きを調べると、脱退した人たちに比べて一段とチャクラの開きが良いのには驚いたものです。

その他、自民党内で非常に良いチャクラの開きを示しているのは田中真紀子さんです。故人となった父親の田中角栄さんを調べてみても、かなりチャクラの開きが良いのは、興味深いことです。若手では石原伸晃さんも良く、これも父親似といえるかもしれません。

概して自民党代議士の波動が高いのは、なぜだろうかと考えてみたところ、万年与党に属しているのが一因のようにも思えます。収賄だのなんだのと、ひどいことをしている議員の話はよく伝わりますが、収賄で摘発された当の本人のチャクラを調べても、そんなに低くないのはどうしてでしょうかね。

その点、野党で活躍している有名な代議士のチャクラの開きが極端に悪いのには、われながらびっくりしました。社民党や共産党の党首や幹部は、とくにその観が強い。名前は伏せますが、社民党の俊英といわれた人のチャクラの開きが非常に悪いのには、がっかりさせられました。

その理由は、野党の人たちは敵味方の意識があまりにもはっきりしているからではないかと思えてなりません。政治活動をする上で、許すという気持ちはなく、与党を攻撃することに終始しているのが、その最たる表れのようです。人間的にはやさしさがあるにしても、政治活動をする上では常に敵対心を持って事に処していくのですから、憎しみや恨みが心に充満するのもやむをえないのでしょう。

そういう私は若いころ、共産党員として張り切っていた一時期があります。その活動の一環として旧ソ連に行ったときのことです。モスクワ行きのソ連国営航空（アエロフロート）に乗ったときから、気分がおかしくなり、モスクワの空港に降り立ったら、もっとひどくなりました。そのままUターンして帰りたくなったほどです。

当時、波動がどうとか、エネルギーがどうなっているかなど、まったく意識はなかったのですが、なぜか本能的に波動の善し悪しを嗅《か》ぎ分けていたのでしょう。ということは、社会主義国の波動の悪さを感じ取っていたのかもしれません。

ベルリンの壁が崩壊する前の旧東独に行ったときも、モスクワで感じたのと同じような状態になりました。

その後、社会主義国家が次々に倒れていき、市場経済中心の体制に移行していったわけですが、社会主義国と資本主義国とは波動＝エネルギーもまったく異なっていることを知らされたようでした。それと前後して私も共産党離れをして、現在に至っています。

ところで、最近では小泉首相と山崎幹事長の波動は、すごく悪くなっています。アメリカのブッシュ大統領の悪い影響を受けています。マニプラ・チャクラが開いていたのが、スワディスターナ・チャクラも開いていない状態になってしまったようです。

行為は許せなくても、人は許す

政治家のチャクラの開き具合についての続きを話しましょう。

私は日本の政治家だけでなく、各国の政治家にも注目しており、国家元首級の写真や新聞記事の上に振り子をかざします。

昨年、アメリカの大統領が代わったときなど、前の大統領と新任の大統領を順繰りに調べたりもしました。結果、前のクリントン大統領に比べてブッシュさんのほうが極端に悪いので驚いています。その閣僚の人たちも、チャクラの開きは良くありません。

それよりも強く再認識させられたのは、アジアの発展途上国のトップ級に相当高い波動を示している人が多いことです。韓国、北朝鮮、マレーシア、フィリピン、インドネシアなどの首相や大統領を当たってみましたが、とりわけ良いチャクラの開きを示したのは、マレーシアのマハティール首相です。ついでといってはなんですけど、マハティール夫人も調べたら、ご主人よりさらに高いのにはびっくりしたものです。

マレーシアもそうですが、いくつかの途上国では長期政権が続いています。そのうち、国家元首級の人物の汚職や地位の悪用などが明るみに出て糾弾《きゅうだん》されています。

確かに圧倒的な権利や地位を利用して国民を背くような行為をしてはなりませんが、この場合、その行為を非難攻撃するのはいいとしても、その人物そのものを非難してはならないと思います。行為と人とは、別のものだと思うからです。人そのものは決して悪人ではなく、その人の悪い心の背後には絶体善があるのです。実は、祖国に光を見出そうとして政治活動に身を挺している善人なのです。ただ、自分でも気づかないうちに立場を利用して余得に走ってしまったにすぎません。

ここで私がいいたいのは、そのような長期政権の為政者をいくら非難したり、追い出したりしても、その人の心は変えられないということです。行為を非難するのは良いけれど、人を非難したり、抹殺しようとしても、何もならないのです。

極端な例ですが、殺人を犯した人に死刑を宣告し、それを執行したとしても、その犯人の心を変えることはできません。死刑によって肉体を葬っても、肉体以外にある霊体と精神体は、存在し続けるからです。本来の生命は、いつまでも存在し続けます。

その点から、重大な犯罪者の心を変えるには、その行為は許せなくても、その人のことは許すことが大切です。むろん、無罪放免すれば良いというものではありませんが、なんらかの意味で、その人を許せば、心を入れ替えて、きれいな心に変わっていきます。

自ら蒔いた種を刈り取り霊的成長

私が最近、講演などで著名人の名を出して話すのは、何も政治家ばかりではありません。

ヘレン・ケラー、マザー・テレサ、レーナ・マリア、この三人の女性の話もします。

いまさら説明するまでもないでしょうが、この三人のうちの二人は、重い身体障害を持っています。そして、三者三様ですが、不屈の精神で立派に生き抜いている上に、すばらしい社会貢献を果たしています。

スウェーデン人のレーナ・マリアはまだ若いほうで、パラリンピックで活躍するほどですが、故人となったヘレン・ケラーも、マザー・テレサも、それぞれどのような波動があるかについてチェックしました。

ちなみに、波動を測るのは、生存中の人だけとは限りません。ヒットラーやムッソリーニやルーズベルトなど世界史に残る興味深い人物にも、あるいは、親鸞や日蓮上人や弘法大師など日本の宗教の始祖にも、私は振り子を当てます。いずれも霊界にはいません。

古今東西すべての生命は唯一のもので、つながりがありますから、私の振り子は反応してくれます。

そこで、偉大な二人の女性障害者はどうでしょうか？

二人ともではありませんが、幼少のころと、結婚前のころと、人間的に成熟しているころとの写真をそれぞれ引っ張り出してきて、振り子で波動を測ってみました。そこには見事な変化が現れたのです。

幼いころ、非常に波動は低くて悪かったのが、だんだん高まり、しまいには最高の波動を示しているではないですか。

これは何を意味しているかというと、すべては本人が過去か過去世に蒔いた種を刈り取っているにすぎません。先天的な病気は、すべて本人が克服すべき問題です。この二人はその問題を抱えながらみごとに克服し、成長を遂げたのです。

つまり、先天的な病気や心身障害は、親の代からの引き継ぎではなくて、自らの過去の生き方が間違っていた結果として出てきたのです。自分が蒔いた種が芽を出し、悪いほうに育ったということです。病気は過去の行ないの結果ですからね。

いずれにせよ、このようなケースは、避けて通ることは絶対にできません。そのマイナスを運命とするなら、それに甘んじざるをえないでしょう。ところが、三人の偉大な女性は、霊的成長を遂げたすばらしい人です。なかでもヘレン・ケラーとレーナ・マリアの場合は、目も、耳も、手も、脚も、どんなに不自由であろうとも、自分は自然の中で生かされていることに、あるとき気づいたに違いありません。同時に、自分が神であることに理解が深まったのでしょう。

そうなってくると、身体障害になんの苦痛も悩みも感じなくなります。むしろ、その不自由さが自分に与えられた試練だと認識し、かえってそれが幸せだと感じるようになります。

そこまで達すれば、心がやさしく、きれいになっていきます。そうすると、波動がどんどん高くなり、世のため、人のために、尽くしたいという勇気と元気がわいてきます。

この二人は、生まれ出てから何十年もかけて、霊的成長をとげたものと思われますが、同じような境遇で、同じような成長をみた人は、この世の中、ほかにもたくさんいることでしょう。

ただし、そういう人に同情すべきではありません。不幸せだろうと気の毒がったり、その辛さに共に涙するのは間違いです。自らが蒔いた種を刈り取っているところだと割り切って接すべきでしょう。

大事なことは、そのような人に何かをしてあげようという気持ちです。気持ちだけでなく、実際に手助けしてあげるべきでしょう。それも強引にではなく、ごく自然に振る舞うべきです。心がきれいであれば、それができます。

その結果、心から手助けした人は、光を発します。手助けをしてもらった人も、それによってさらに光り輝きます。

一人の光が家族全員を照らす

例えば、こんな話があります。

幼い子供が喘息《ぜんそく》の持病で苦しんでいます。この病気は重くなって、しばしば激しい発作が出てくるようになると、周囲の人たちはいてもたってもいられなくなるものです。とりわけ母親と父親は、わが子に同情しながら、暗闇でひそかに泣いています。それだけでなく、家族みんなが、その幼い子と苦しみを分かち合うようにして泣いています。

私はこのようなケースで相談を受けたとき、

「憐《あわ》れんで同情したり、泣いたりすることはないんですよ」

といってあげます。

「そんなことをするよりも、その子をどうして手助けしてやったらいいかを真剣に考え、それを実行することです」

とも付け加えます。

とくに母親は子供をなんとか楽にしてあげようと奔走《ほんそう》するでしょうが、私のいう手助けは、そればかりではありません。親も、家族みんなも、心をきれいにして、親身になってその子に接することです。

心をきれいにするには、自分が［私は生命です］と思い、霊的な存在だと理解することです。そうすると、自分から光を発するようになり、その光によって、病んだ子供も、家族みんなも、自然に和《なご》むようになります。みんな生きることに積極性が出てきます。

私の患者さんでこんなケースもありました。

父娘が一緒に私を訪ねてきて、聞くと、その娘さんは成人になっていますが、不安症か何かでろくに夜も眠れないし、一人で外出することもできないし、心も体もぼろぼろの状態だというのです。精神科医や神経内科医や診療内科医などに診てもらい、鬱病、不安神経症、自律神経失調症などと多くの病名がつけられたそうです。しかし、いっこうに好転しないといいます。

私のところに来たとき、この女性は歩行も困難な状態でした。

それが数週間入院した結果、不眠も痛みもほとんど解消し、歩行も楽にできるようになりました。

退院のとき、お父さんが心細そうに私に尋ねました。

「うちの娘はこれで大丈夫なんでしょうか？」

冷たいようですが、私は即座にこう答えました。

「大丈夫じゃありません。怖い狼の群れの中に、かわいい羊を放つようなものですからね。狼というのは、お父さん、お母さんですよ」

つまり、この娘さんが勝手に心身症になっているのではなくて、ご両親の心が汚れているのが原因というわけです。言い換えれば、ご両親の心がきれいにならなければ、娘さんの心も変わらず、症状も治らないのです。

この件は結局、お父さんにも数日間、入院してもらい、私のエネルギー療法を受けるとともに、院内のプラスの磁場を十分に吸収してもらいました。いちばんの問題は、お父さんの心にあったわけで、その治療を先決としたのです。

家に帰った娘さんには、私のエネルギーの入った水を飲み続けてもらいました。それも遠隔治療で、お母さんに電話口でコップを持ってもらってエネルギーを送りました。

こうしたことで、ご両親、娘さんともども、波動の高いエネルギーを注ぎ込まれ、見えないものを信じるようになり、この家庭は明るく、正常に戻りました。

ここでいう光については、別の角度から後の章でまた話しますが、要は、人は心がきれいになると光を放つようになり、それとともに周囲の人たちが照らされ、みんなが幸せになるということです。霊（神）は光であり、愛であるのです。

死を最良のイベントにした人

唐突ですが、死について考えてみたことがありますか？

最初にその答を明かしてしまうと、死はひとつも恐ろしくないということです。

「私は生命です」であり、霊的存在ですから、たとえ肉体が滅んでも、霊体と精神体は滅びません。

肉体が滅ぶと、通常、火葬場で焼いてしまいますね。それでも骨は残ります。残るように焼却温度を調節してあるからです。最高の温度にすれば、骨も何も残りません。

骨が残る、残らないはともかく、肉体が焼かれてどうなるかというと、空《くう》に返っていきます。霊的存在ですから、目に見える肉体というカタチは消えても、死んだ人は空に返り、見えるものから見えないものに変わっていくのです。

人はこの世に肉体をまとって現れたのですが、同時に幽体も霊体も精神体もまとっています。

肉体の寿命が来ると、通俗的には死を迎えたことになり、一生が終わったことになります。ですけど、霊は空に返って生き続けます。

死はひとつも恐ろしくないと私がいう意味は、こういうことです。

実際、私は医者という商業柄、死という言葉や現象を避けて通ることができません。

ただ、いつも思っているのは、人は生まれたときから死に向かって生きているということと、人はこの世での最期の死というイベントを最良にすべく生きているということです。

どうやったら最良のイベントになるかというと、恐ろしさから逃げようとしたり、あらゆる医療技術を駆使して延命してもらおうとするのではなくて、肉体が滅んでいくことを、おおらかに受け入れれば良いのです。

私の患者さんで、その死というイベントを最良の形で迎えられた女性がいました。そこに立ち会ったのが、その娘さんと息子さん、それに私と当直の看護婦です。心を込めて最期の面倒をみたその看護婦は後日、こんな手記を書いてくれました。

●看護婦Gさんの手記より

何事においても、好まない方法と理想とする方法があるとすれば、

Kさんの死は、まさに人生最期のとき、いわゆるあの世へ旅立つ方法として理想であろうと思います。

私自身、看護婦になって二十年弱、いくども臨終に出遭《であ》いましたが、野島先生がいつも口癖のようにいわれる「笑いながら死になさい、旅立ちなさい」という言葉が当てはまる臨終にはほど遠いものばかりでした。

しかし、まさに笑って旅立たれた人に出遭えたのです。

Kさんは肝ガンで腹水が溜まり、全身浮腫で、両下肢はまるで象の足。肩から顔面にかけてはがりがりに痩せ細り、肝ガン末期特有の姿でした。

その日、二十一時の見まわりを終えて看護婦室に戻ったら、五分ほど前に「おやすみなさい」と笑って合図したばかりの、Kさんの部屋のナースコールが鳴りました。飛んでいくと、予期せぬ出来事が起きていました。

「お母さんがポータブルトイレから立ち上がれないの！　目が変なのよ」と娘さんからの訴え。診ると、みるみるうちに血圧低下、脈拍微弱、顔面蒼白と、まさしく危篤状態そのものでした。

直ちに先生が来られたとき、Kさんは娘さんの胸に抱かれながら、なんの苦痛の表情もなく、淡々と話し出されました。

「先生、ありがとうございました。本当にこの病院に来て良かったです。たいへんお世話になりました。看護婦さん、ありがとうございました。（娘さんと息子さんに向かって）お母さんが死んでも決して取り乱してはダメだよ。お葬式は質素にしてね。そして、約束の花を飾ってね」

その間、娘さんはポロポロ涙を流しながらも、「お母さんの顔はきれいで良かった。本当にきれい」と、後ろから抱いているお母さんの表情を繰り返し見ていました。そのとき、こんな会話がありました。

Kさん「先生、それじゃ今から旅立ちます。本当にありがとうございました」

先生「Kさん、僕はあの世に行ったことがないから、向こうに行ったら、僕になんでも教えてね」

Kさん「はい、わかりました。いろいろ連絡します」

しばらく沈黙が続き、みんなが見守る中、

Kさん「先生、ごめんなさい！　先生の奥さんにお礼をいうのを忘れていました。いろんなところに連れていってもらって、とても楽しかったです。たいへんお世話になりましたと先生からお礼をいっておいてくださいね。それじゃ、先生、旅立ちます」

と言い終えると同時に、美しいままの表情で、息子さんの胸に抱かれ、右手を娘さんが握り締め、左手は野島先生の手に握られ、二人のお子さんからの「お母さん、ありがとう、ありがとう」という言葉に送られて、静かに旅立たれました。

映画やテレビドラマなら、用意された台詞もあり、指導された演技があります。しかし、このとき垣間見たシーンほど感動したことはありません。

思わず私の口から「先生、ビデオで撮っておけば良かったですね」という言葉が出てしまいました。いろんな人に伝えたかったし、見てほしかったからです。

それはあたかも何か目的を持ってあの世へ旅立つかのように、「旅立ちます」という言葉が誇らしげに聞こえました。出産に立ち会ったときの、無事に赤ちゃんが産まれ、安堵する気持ちにも似た感動でした。

私はこんな気持ちで自分の人生を締めくくり、頑張った、良くやったと思いながら終止符を打てることのすばらしさを味わいたい。あれ以来、死について、死後の世界についての思いがことごとく変わっていく自分がありました。

追記しますと、この患者さんは幽体（精神体）も脱いで、いまでは霊界で生きていることを私は知っています。

ただ、残念なことにガンが良くならなかったのは、彼女の意識がガンを治すために十分なところまで、この世では成長していなかったということです。

それにしても、人の死は恐ろしいものではないことを、みごとに例証してくれました。

なお、ガンが治癒された人はすべて、その意識がこの世では霊界にあります。

魂の進化とともに意識界層は上位に

ここで幽界（アストラル体）や精神界（メンタル界）という表現を使いましたが、いずれも人の意識の界層（または階層）を示すものです。

この界層は、人の意識が成長進化するにしたがい段階を経て上位に行きます。段階は七つあるとされています。

意識という言葉は、これまで何回も使いましたが、意識とは、心の状態であり、知・情・意を含めた精神作用のことです。

このような意識の界層については、私の愛読書である前述の『神癒の原理』（マクドナルド・ベイン著）で、わかりやすく図解されており、別図として載せますが、この説明を付け加えましょう。

主に地球上で生きている人々は、一番下の物質界層にいます。

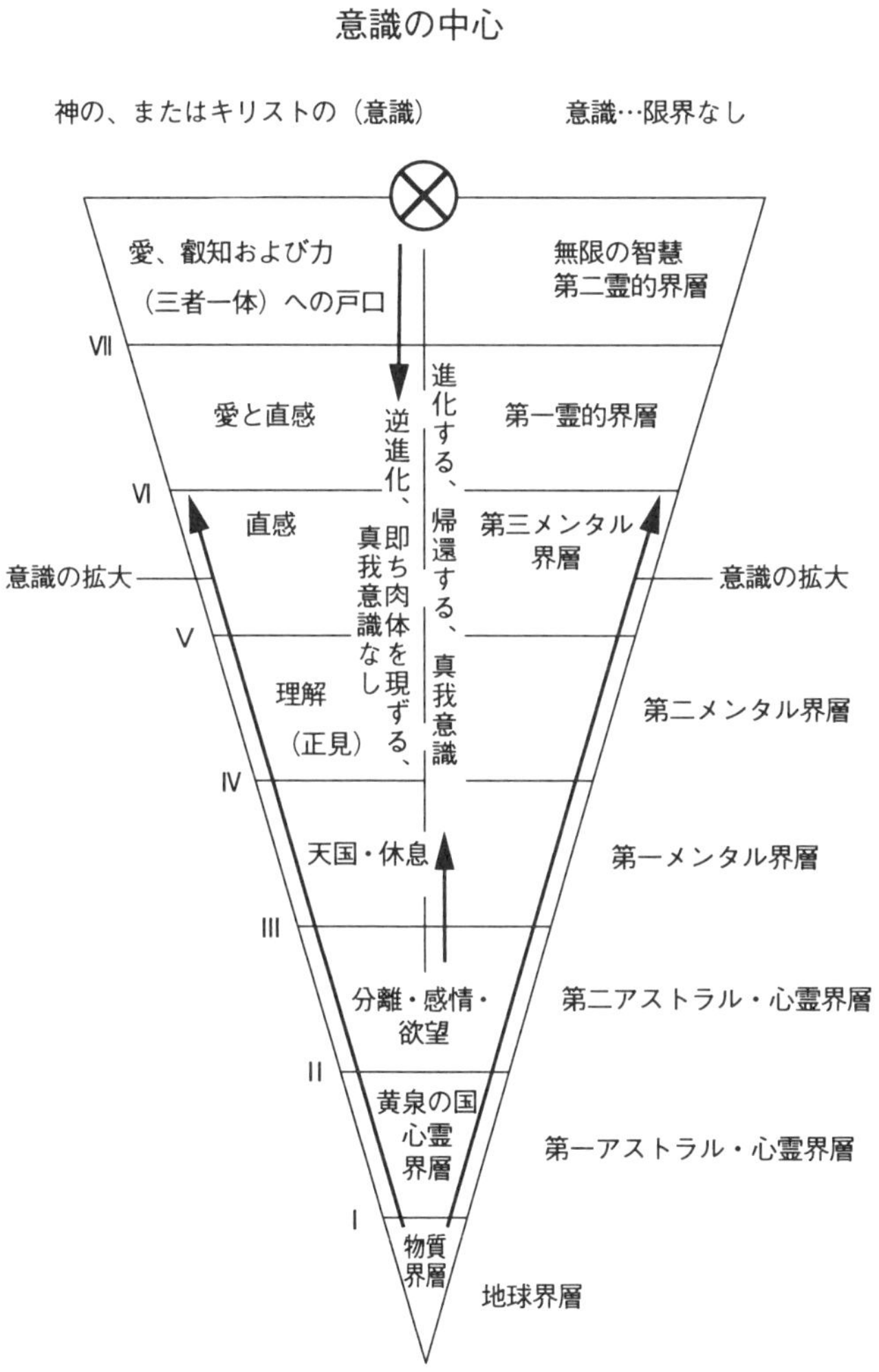
意識の中心
神の、またはキリストの（意識）
意識…限界なし
愛、叡知および力
（三者一体）への戸口
無限の智慧
第二霊的界層
VII
愛と直感
第一霊的界層
逆進化、即ち肉体を現ずる、真我意識なし
進化する、帰還する、真我意識
VI
直感
第三メンタル界層
意識の拡大
意識の拡大
V
理解
（正見）
第二メンタル界層
IV
天国・休息
第一メンタル界層
III
分離・感情・欲望
第二アストラル・心霊界層
II
黄泉の国
心霊界層
第一アストラル・心霊界層
I
物質界層
地球界層

意識の階層の図（『神癒の原理』より抜粋）

地球界層ともいわれる物質界層にとどまっていれば、病気が治るかというと、そうは行かないようです。

では、病気が治る方向に向かう人の意識は、どの辺にあれば良いのでしょうか?

それは一概には申し上げられませんが、のじま医院で劇的に治癒された人のうち、二人ほど第三メンタル界というかなり上位の界層に意識のある人がいました。

それで察するに、意識が第一メンタル界以上にあれば、病気などが治る、治らないにかかわらず、幸せに生活できることがわかります。

なぜならば、第一メンタル界以上の意識の持ち主の人は、自らプラーナ波動を出します。すると、これによりエーテル波動も出てきます。この波動は自己治癒力を高める力があるので、この波動が出ることによって結果的に病気が治るという現象が起こってくるのです。

問題は、意識の界層を高めるためには、どうすれば良いか、ということです。

これは簡単そうでいて、難しいことです。

まず、感情の起伏を減らせば良いのです。恨みや妬みなどの負の感情に心を動かされないようにすることです。

次に、人から何かいやなことをされても、仕返しをしてやろうと思ったりせずに、相手を許してやることが大切です。

こう書けば簡単なことのようですが、いざ実行するとなると、なかなか難しいものです。

実行できれば、魂が進化していき、意識が上位の界層に上がります。

また、自分自身が見えないものの本質であることを認めるのも大切です。

その理解度いかんによって、意識の界層が上昇していきます。

魂＝生命は一つで、あらゆる生命とつながっていることを真に理解すると、愛の奉仕が自然にできるようになります。

とにかく、病気は治そう治そうと思うのではなく、自分が病気をつくったことを認めるべきです。治そうと思うことは、自我の意識の働きによるものです。これは魂の進化の妨げになるものです。治そうと意識することによって、逆に病気が進行してしまうこともあるのです。

魂が進化すれば、その結果として病気が治るのです。

第5章　エーテルもプラーナも出ていた！

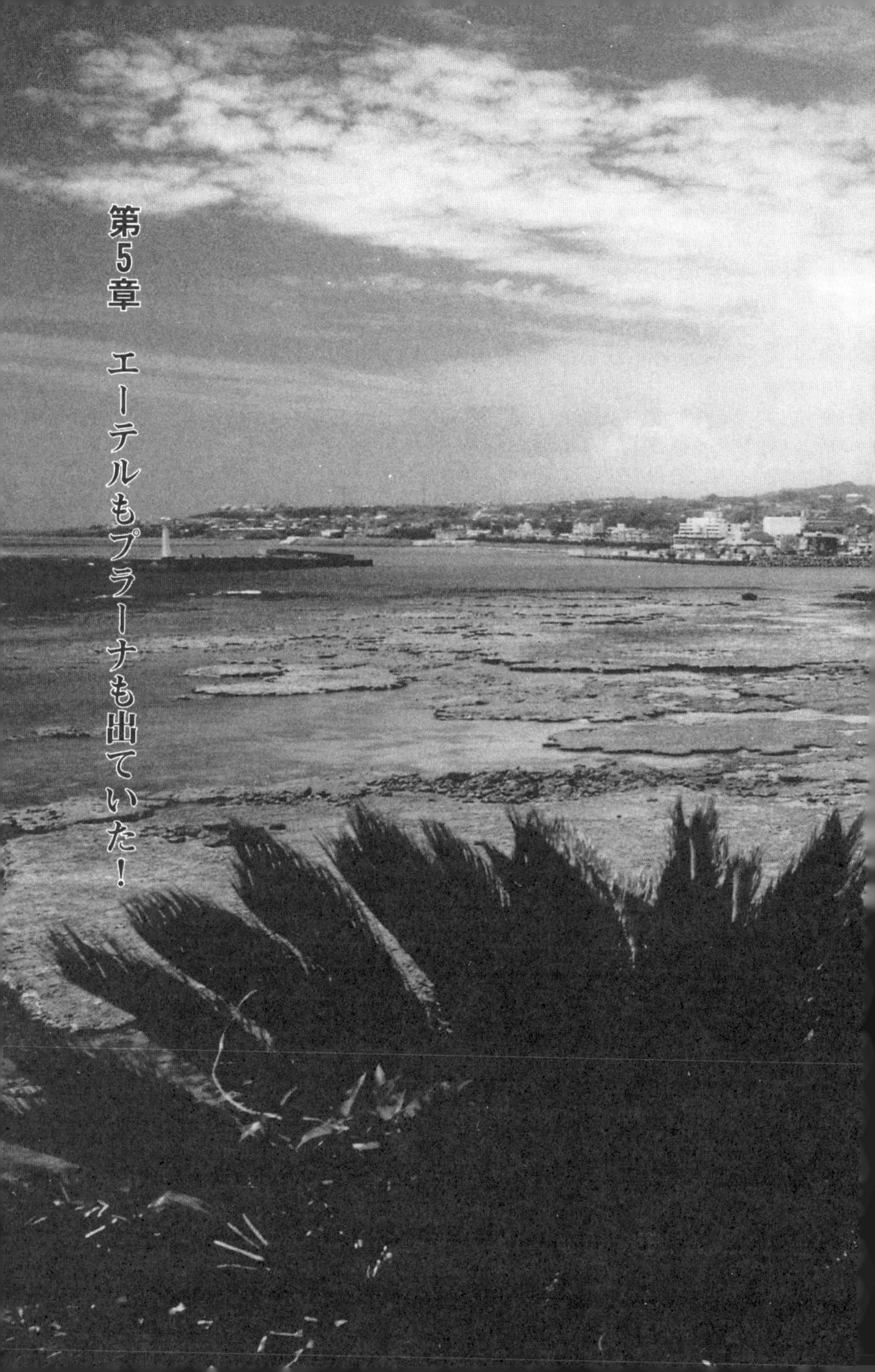

初めはモノの波動をチェック

私がフーチで調べるときは、「エーテルの波動はどうなっているか」とか、「プラーナ波動は出ているか」などとつぶやきますが、フーチを使い始めたころは、エーテルもプラーナも意識はしていませんでした。

そこで、なぜ、いつごろからフーチを始めたか、また、なぜ、エーテルやプラーナに注目し出したかについて振り返らせてください。

数年前、私が見よう見真似で気＝エネルギーを送れるようになったとき、少し離れたところにいる人を動かすことができたし、ハチなどに刺された痛みをやわらげることもできました。

さらに、患者さんの体に直接触って、体をやわらかくしたり、温かくさせることもできるようになったのです。

その後ちょっとしてからエネルギーを送ると、どんな患者さんでもというわけにはいきませんでしたが、糖尿病や高血圧症の人の数値が下がったり、不眠症でクスリを常用していた人がクスリなしに眠れるようになったり、早期ガンが治ってきたというケースも出てきました。

しかし、エネルギーを送るだけで、このような現象がちらほら起きてきたのは良いとしても、私の頭の中は？マークがいっぱいになるばかりでした。

「エネルギーを送っただけで、なぜ、そんな現象になるのだろうか？　その依ってきたる原因は？」

私の疑問と関心は、そこに集中していきました。

その疑問を解くには、フーチを使うのが良いということを思いつくのに、そんなに時間はかかりませんでした。フーチだったら、気でも、波動でも、エネルギーでも、その奥にある何かをつかめるかもしれないのです。

それをつかめれば、エネルギーによる治療が効果的になるとともに、いろんなことが判明するとも思いました。

フーチを始めたきっかけはそのようなことでしたが、実は最初のうちはモノを調べていました。野菜や米や水や塩など、人の口に入るものの波動がどうなっているかを対象にしたのです。

そのころ、世の中では水の善し悪しに対する関心が高まっていたので、フーチで水の質、というより、水の持つ波動を調べて、その善し悪しを判断できることは、何かと役立ったものです。

野菜や米を調べたのは、体に良いか、悪いかを判断するためであったことはいうまでもありません。

やがてモノを対象にするだけでなく、人へも対象を広げていきました。それこそ最大の対象物ですからね。

そして、会ったことのない人でも、この世にいない人のことでも名前さえわかれば、その波動状態をある程度把握できるようになりました。波動がわかるということは、その人の心の状態もつかめるわけですから、診療の仕事には好都合と思えたものです。

ただし、人の波動を調べ始めたころ、すぐに何か物足りなさを感じるようになりました。

人ということでいえば、霊体と精神体の波動は測れても、それよりもっと奥深くに何かがあるとは思うのですが、それが何であるか、発想することができなかったのです。私自体の波動がまだ低かったし、意識も低迷していたからでしょう。

それで悶々としていたのですが、ある朝、目覚めた途端に閃《ひらめ》くものがありました。

「いつか本で知ったか、人から聞いたエーテルとかプラーナというものがあるではないか！」と思いついたわけです。

振り子をかざして波動を調べる上で、対象範囲が広がったのはそれからです。

本書で前にもエーテルとかプラーナという言葉を何度か使いましたが、そもそもこんなところからエーテルとプラーナが私のフーチに登場してきたのです。

プラーナ波動は心がきれいな人に

エーテルもプラーナもあまり聞き慣れない言葉でしょうから、簡単に説明すると、エーテルというのは、物質の根源で、目に見えない不可視のものです。電子と言い換えてもよいです。

どんな物質も元素からできていますが、いかなる物質の元素もどんどん分解していくと、根源はすべて同じ元素になります。高価な金や銀でも、普通の鉄や銅でも、もとをただせば同じ元素から成っているのです。

それをさらに細かくしていくと、最後はエーテルに還《かえ》ります。

つまり、どんなものにも根源にはエーテルがあります。

空《くう》に返ることを、エーテルに還るということもできます。空に返るということは、見えるものから見えないものに変わっていったわけで、遺体が焼却されれば、空に返るのもそういうことです。

それはともかく、人にもモノにもエーテルはあるわけで、そのエーテルは生命エネルギーの変化したものと私は考えています。

細かくいうと、エーテルの中にも、エーテルを出しているエネルギーがあるのです。それが生命エネルギーで、どんな人の体内にも、このエネルギーが内在しています。

それだからこそ、人は思うがままに体を動かせます。肉体が勝手に動いているわけではなくて、脳の命令によって、エネルギーが動かしているのです。体はただの道具に過ぎず、体を動かしているのは、本来の自分、つまり根源的な生命エネルギーが動かしているのです。

私が講演会場などで人を動かしてみせるのも、目に見えない不可視のものが内在していることを理解してもらいたいためです。体はただの道具にすぎないことを知ってほしいのです。

さて、次はプラーナです。

プラーナをあえて日本語に訳すと、生気というのが適当かもしれません。生き生きとして気力があふれているということです。プラーナは生命エネルギーとほとんど同じものです。全く同じといってもいいかもしれません。

このプラーナは、エーテル波動が非常に高いモノや人から出ています。

プラーナ波動が出ているものには、アガリクス、プロポリス、チベット紅景天《こうけいてん》などがあります。このようなガンに効くと宣伝されている商品にプラーナ波動が多いようです。これらの物質を水に一滴たらすと、その水にプラーナの波動が出ます。そして、数十分すると、プラーナ波動が消えて、エーテル波動が出てきます。

プラーナ波動が出ているのは、ミネラルの含まれているものに多いようです。ボリビアやチベットでとれた塩からも出ています。北上山地の花崗《かこう》岩《がん》から採取した水のシーマロックスからも出ています。プラーナ波動は出ていなくても、エーテル波動が出ているのは、農薬をかけていない米、野菜、茶などです。

また、意識が高くなった人からは、プラーナ波動が出ます。

最近、私の患者さんにガン性腹膜炎で、末期的症状を呈していた人がいましたが、私のエネルギー療法を受けてから、みるみる快方に向かい、ご飯も普通に食べられるようになりました。この人の波動をチェックしたら、プラーナの波動が出ていたのです。

これは最も望ましい生命エネルギーを秘めていた例ですが、エーテル波動の高い物質で、症状を良くすることはできるようです。ただし、病気自体を治すことはできませんが。

では、エーテルやプラーナの波動は、誰もが持っているのでしょうか? とくにエーテルの波動は誰にでもありますが、問題はその波動が高いか、低いか、あるいは、強いか、弱いかです。

高いプラーナ波動を有する人は、繰り返しになりますが、心がきれいな人です。見えないものを信じ、「私は生命です」を理解し、思いやりや、やさしさのある人です。そのような生き方、考え方に変えれば、その日からでもプラーナ波動は高くなります。プラスのエネルギーが満ちてくるともいえます。

逆に、「私は人間です」と思って見えるものしか信じない人は、プラーナ波動はもちろん、エーテル波動も出ていません。マイナスのエネルギーをため込んでいるか、エネルギーをマイナス面に使っているのです。

妻のプラーナ波動で一家が変わる

のじま医院ではこんな例がよくあります。

夫婦関係が険悪で、ギクシャクしています。そのあおりで家庭内はいつも暗くて、子供が問題児になりつつあります。

夫のほうは、「こんな関係になってしまったのは妻のせいだ」と恨んでいます。妻は妻で、「もっと良い夫だったら、すべてがうまくいくのに」と、これまた原因を人のせいにしています。両親と口も利かなくなった子供は、「うちはどうしてこんな家庭なのだろうか」と、よその家庭をうらやましがります。

そのような家庭の奥さんがのじま医院に入院してきました。乳ガンの早期発見で、それ自体はたいして深刻な病気じゃありません。

入院して二、三日後でしょうか、それまで出ていなかったプラーナ波動がその奥さんから出始めたのは驚きでした。

私からプラーナ波動が大きくて高周波のエネルギーを受け入れられるようになったこと、「私は生命です」を柱とする私の講話を真剣に聞いていたこと、入院患者さんたちの明るい雰囲気に溶け込めるようになったことなどが重なり合ってのことでしょう。

その奥さんが退院して数日後、家庭内で大きな変化がありました。

プラーナ波動を内在したまま家に帰った奥さんに接して、まずご主人が変わったのです。

もうそのとき、奥さんはご主人を恨んだり、憎んだりしてはいませんでした。

そして、もっと大事なことは、奥さんから良質のプラーナ波動、すなわち光が出ていたので、ご主人が変わってしまったということです。

前にも述べたように、自分が変われば、相手も変わるという良い例です。相手さえ変われば、自分も変えられると思っていたのでは、こうはいきません。

こうして夫婦関係がまるで新婚時代のように陽気で、楽しそうになったのに伴って、子供もガラリと変わりました。引きこもりがちで、無口だったのが、すっかり朗らかになったのです。

このようなケースは、何も特殊なことではありません。

のじま医院に入院した患者さんの家族が良いほうに変わった実例は、ほかにもたくさんありますが、次に紹介する手紙は、そのうちの好例です。

この奥さんはご主人が子育てに非協力的であることを恨み、夫婦喧嘩が絶えなかったといいます。それが原因となって、彼女は体のありとあらゆる箇所が痛み、ときには寝ている状態から動けなくなるという症状まで出たそうです。

ところが、あるときから心がきれいになり、ご主人を許すことができるようになりました。それに伴って体の苦痛も取れて、夫婦仲も良くなりました。

●鹿児島県在住のHさんより

うちのパパちゃんは変わっちゃいました。なんともいえないやさしさでいっぱいです。幸せです。ありがとうございます。

野島先生とご縁があってから一年が過ぎます。

以前一回だけ、主人が先生の講演会に行ってくれました。そのとき、これでわかってもらえるかと思っていたのですが、講演会が終わってからも、私がいつものように体を動かそうとしてもびくともしません。ショックでした。

それ以来、のじま医院の「の」の字もいえないくらいの空気が流れていましたが、体の調子が良くなるたびに、少しずつ主人が変わり始めているのかなと思いながらも、主人が家を空けることが多かったので、どうしても主人を許すことができませんでした。

でも、私は指宿市での講演会に行き、ある患者さんに会ったら、すっかり元気になっていて、びっくりしました。

その近くに野島先生の奥さんがいて、「ご主人を百点満点と思えるようになりましたか？」と聞かれました。

私も〈そう思いたい、主人は変わる！〉と思いながら帰宅し、子供たちに話を聞いたところ、主人が遊びに連れていってくれたということでした。

この話を聞いたときに、〈主人は変わった！〉と確信しました。

一年間長かったような気もしますが、野島先生と出会い、多くの方とも出会えて、いろいろな話を聞き、そのときはわからなくても〈そんなもんかなあ?〉なんて思いながら、日を追うごとに納得できるようになりました。

先生は治療のとき、あまりお話はされませんが、ほっと安らぐ自分がありました。きっと先生がエネルギーを送ってくださったからだと思います。

先生、奥様、それにのじま医院で知り合った多くの方々に気づかされて成長し、いまの自分があることを感謝しています。

これからもよろしくお願い致します。

このお手紙にはお子さんの状態については触れていませんが、ご両親が変わって、家庭内に光が満ちるようになったので、子供もすくすくと成長していることでしょう。

娘に私と同等の高い波動が

この章で、光を発するとか、光が満ちるという表現をたびたび使いましたが、エーテルやプラーナの波動と並んで肝心なのは、この光というものです。

では、ここでいう光とはなんでしょうか？

私の解釈では、光は霊であり、神です。人には肉体と別に必ず霊体がありますが、霊はすなわち神です。そして、この世で唯一の霊と神は、これまた唯一の生命を指します。

このように一体となった霊と神と生命というのが、別の表現をすれば、光なのです。

この光がどのように発せられるかというと、「私は生命です」と思って、きれいな心を保っていれば、内在している霊も神も生命も正しく働くので、そこから光を発します。

さらに、光が自分の中にあれば、そこからエーテルやプラーナなどの生命エネルギーが出ていきます。

こうして光とともに生命エネルギーが出ていくことによって、周囲が明るく照らされます。照らされるといっても、目に眩《まぶ》しいというものではなくて不可視ですが、少なくとも内面的には光が点《とも》ったことになります。

家族の一人が光を発するようになると、全員が照らされて、光を出す本人と同様に、考え方と生き方が正しく変わるという意味は、これでおわかりでしょう。

最近、『エノクの鍵への入門』（J・J・ハータック著、ナチュラルスピリット刊）という本を読みました。私は、この光はこの本に書かれているオール（OR）と同じではないかと思っています。人から出ていく生命エネルギーがオールであると書いてあったのです。ヘブライ語のようですが、ヘブライ語の字引がないので確かめられません。

この単語を反芻《はんすう》しているうちに、私はオールというのも、波動の一種ではないかと思うようになりました。エーテル、プラーナに並び称されるか、それ以上にパワーのあるのがオールの波動というわけです。ちなみに、キプロス島出身のダスカロス、イギリス人のヒーラーであるハリー・エドワーズ、ドイツ人のドクター・フリッツは、ブナイ・オールの波動が出ています。

オールの上に位置するのがブナイ・オールということにも気がつきました。ブナイは、やはりヘブライ語で神のことを指しているようです。

このような気づきがあると、私はすぐにフーチ＝振り子に応用することにしています。

「オールの波動は？」などと唱えて、振り子で調べていくのです。

そこでまずびっくりしたのは、私の女房からブナイ・オールの波動が出ていることでした。でも、それが何を意味しているのか、よくわかりませんでした。

しかし、治療中の患者さんたちを調べていて、ある程度認識できました。ガンや難病が改善したり、治癒した患者さん数人から、プラーナの波動とオールの波動が同時に出ていたのです。それが明らかな特徴でした。

つまり、オールの波動も重い病気を治す力があるのです。周りを光で照らすエネルギーを有していることは、病気回復には強い力になるということです。

ところで、私は女房に試しただけでなく、自分の子供たちの波動も調べてみました。かといって、六人もいる娘をそれぞれ呼び出して、面と向かって測るわけではありません。紙に名前を書きさえすれば良いのです。

そうしたら、まだ高校に通っている下の二人の波動がずいぶん大きいことを発見しました。エーテル波動も、プラーナ波動も、私と同等です。

さらに、ブナイ・オール、ブナイ・エロヒムの波動も出ているのです。「オールの波動は？」と唱えると、振り子はたいして動かないのに、「ブナイ・オール？」と尋ねると大きく回るのでした。

そうなると、私の好奇心は募るばかりで、下の双子の娘に同じクラスの生徒全員が入っている写真を見せてもらいました。先生を含むクラス全員の波動を知りたかったからです。

案の定、私の娘のエーテル波動が他の生徒ばかりでなく、担任の先生にも入っていることがわかりました。ということは、私の波動＝エネルギーを受けている娘が、先生やクラスメートに影響を及ぼしているのです。娘は勉強熱心なほうではありませんが、好ましいエネルギーをクラスの中に送る役割を果たしているようでした。

娘にクラスメートの様子を聞くと、「みんな素直だよ」とのことで、例えば、不登校の生徒を温かく迎えて立ち直らせたとか、意地悪そうだった男子生徒が卒業式で泣いていたりしたそうです。

いうなれば、このことは中学のクラスという一つの組織体が光に照らされたことを教えています。双子の娘たちの通っている中学は、県内でもワルの多い学校だそうですが、娘たちによると、いじめっ子はいないというのです。

エネルギーの入ったクスリに変化

私から出ていく波動＝エネルギーが高まるにつれて、のじま医院のクスリにも変化が現れてきています。

院内では水にも、食品にも、その他調度品にも、良いエネルギーが入っていて、それが患者さんのプラスになっているとは前述しましたが、近ごろ、クスリについても、ちょっとした異変が見られるのです。

クスリには、そのクスリ本来の効き目がありますが、私のエネルギーがクスリに入っているため、別の効果が出ています。具体的には、さまざまなクスリからプラーナの波動が出ていて、患者さんがそのクスリを飲むと、例えば、体のだるさがとれて、疲れにくくなります。

また、クスリを飲んだ患者さんは、そのクスリ本来の効用だけでなく、ほかの病気も軽くさせるような効果を得ることがあります。

このことは新旧の患者さんによって違いがあります。

のじま医院の患者さんには、新しいエネルギー療法を希望して来院する人と、私がエネルギー療法を始める前から来ていた人とがいます。

前から来ていた患者さんには、とくに具合が悪くなければ、毎月、決まったクスリを出しています。

もっとも、古い患者さんにも、比較的新しい患者さんにも、最近はよほどのことがなければ、クスリはあまり出さないのですが、やはり古い患者さんには、以前の処方によるクスリを服用してもらっています。

そこで最近、気がついたのは、クスリは服用していても、しばらく私の診察を受けていないような古い患者さんの中に、症状が軽くなっている人が多く見られるようになったことです。

そのような患者さんは、慢性的な高血圧症や糖尿病を患っておられますが、この種の生活習慣病は通常薬によって恒常的に良くなることはありません。確かに一時的には良くなりますが、本人が生活習慣を変えたり、よほどのことがないかぎり、その病気は治らないというのが通説です。

ところが、私の治療をあまり受けずにクスリだけを飲み続けて、ずっと変わらない生活をしている人の症状が好転しているのです。血圧が下がったり、血糖値が安定したりという具合です。そのため、投薬量を減らさなければならなくなっています。

そのような患者さんに体調を尋ねると、最近はバテることもなく、快適に生活しているという答が返ってきます。野島政男発のエーテル波動が出ているのです。

これは、一般常識からして考えられないことです。

この現象をきっかけとして、最近は新旧ほとんどの患者さんにクスリを出すようにしています。クスリといっても、整腸剤や消化剤のように体に負担のかからないものを出しています。

そんな異変が出始めたころ、ある小学生が「先生、オクスリをちょうだい」といってきました。

私は「うちのクスリを飲んだら、何か違うことがあるの？」と尋ねると、「ここのオクスリを飲んだら、体が楽になるんです」という答が返ってきました。

ほかの患者さんに聞いても、「体が軽くなります」「痛みが取れます」などといいます。

どうしてこのような現象が起きるかというと、クスリにもプラーナ波動が出ているからです。

製薬メーカーから仕入れたときは、それ相当の効用しかありませんが、私から出るエネルギーがそれに付加されて、思いもよらぬ効き目をもたらすのです。

のじま医院のクスリを飲むことによって病気を治しきることはできなくても、症状をやわらげたり、改善させたり、気分を良くする働きは十分にあるようです。

ただし、病気を治しきるには、基本的に病気は自分でつくったものですから、自分で治さなければなりません。

クスリの変化に気づいたので、私の診察を受けたこともなければ、私のことをまったく知らない人にも、ここのクスリをしばらく飲んでもらったらどうなるだろうかな、などと考えたりしています。

「そんなバカな！」と思うことが続出

私の波動探索はまだまだ続くでしょう。

エーテルとプラーナから深みに入っていって、オールを探り出したところまでは述べました。そこで止まらずに、オールにもブナイ・オールがあったり、無限光ともいえるアインソフ・オールやエインソフがあることも、少しずつわかってきました。これらは超越心の波動といえます。

エロヒムとブナイ・エロヒムの波動というのもあります。この波動が出ている人は、どのような使命を持っているのかを見守りたいと思っています。

ゾハールの波動というのもあり、プレアデス関係のことを書いている作家でこれが出ている人がいます。ダスカロス、ハリー・エドワーズ、ドクター・フリッツは、ブナイ・オールもブナイ・エロヒムも出ています。非常に力が強いようです。

とにかく、どんな波動であれ、それがプラスのエネルギーになって病気を治す力になってくれるのですから、私はフーチによって各種の波動の高低や強弱を測っていきたいと思っています。

そこで話は急に変わりますが、私が改めて声を大にしていいたいのは、次のようなことです。

①病気は自分がつくったものであることを認めてください。（他人がつくったものではないし、天から降ってきたものではありません。あくまでも自分がつくったものであって、病で苦しむのは自業自得です）

②見えないものがあることを認めてください。（病気は見えないものが見えるものになった表れです）

③病気にならないためには、あるいは、病気を治すためには、思いと行ないと言葉を変えなさい。考え方と生き方を変えることです。そうすれば、自分の中から病気にならない力、あるいは、病気を治す力が出てきます。その力の源泉が霊魂であり、エーテルやプラーナ、宇宙エネルギーなどの波動です。

以上のようなことを、私は表現や角度を多少変えながらも、患者さんに繰り返し話しています。

その甲斐あって、のじま医院では世にも不思議な症例が続出しているのは確かです。

おなかや胸部にたまった水が引けてしまった人がいます。

歩けなくて困っていた人が歩けるようになったり、眠れない日々を送っていた人がぐっすり眠れるようになっています。

象のような太い脚が細くなったり、曲がったままの背中が伸びたりしています。

真っ暗な表情だったのが明るくなったり、すぐに泣いてしまうクセがぴたりと止まったりしています。

長年の耳鳴りがウソのように消えてしまいます。

余命いくばくもないと思われた患者さんが、いつまでも生き延びている例もあります。

これらの症例は一部に過ぎませんが、いずれも短時間か短時日のうちに、「オヤッ!」と驚くほどの回復ぶりを見せてくれます。それも、直接的なエネルギー療法だけでなくて、遠隔治療によるものもあります。

こうして治っていく患者さんの波動を調べてみると、エーテルやプラーナの高い波動を示していたり、マルクトの波動が出るようになった入院患者さんも多くいます。

私は自分自身で「そんなバカな！」と思ってしまうのですが、その事実を誰も否定することはできません。

次に紹介する患者さんの手紙からも、不思議な治癒体験が垣間見えるようです。

●佐賀県在住のＩさんより

私は胃ガンの末期です。また、脳梗塞とアレルギーを持った患者でもあります。

脳梗塞の後遺症で右半身麻痺のため、車椅子を使用していましたが、リハビリによって杖を使えば少し歩けるようになりました。

アレルギーもひどく、クスリは飲めないし、食事もゴボウやサケや青魚などを食べると、湿疹がパーッと出て、ひどい痒みのため、いつも体を冷やしていました。

胃ガンのほうは血便と下痢の繰り返しで、激痛がひどく、心身ともに疲れ果てていました。

知人の紹介で野島先生にお会いしたときは、ワラをもつかむ思いでした。

たった一回の治療で、歩けなかった右足が杖なしで歩けるようになり、すばらしいことに階段も上がれるようになりました。夢のようです。

また、湿疹もまったく出なくなり、よく眠れるようになりました。

胃ガンによってできた腹水も、野島先生からもらったエネルギーで小さくなり、あれほど辛かった胃の痛みも少し楽になりました。時々痛みはありますが、先生に手を当てていただくと、痛みがスーッと消えます。

あれほど苦しかった病ですが、野島先生のおかげで、生きる力と勇気と幸せをいただきました。

ありがたく感謝しております。

この手紙は、いままで右半身麻痺のため何年も自分で文字を書くことができませんでしたが、今回の治療のおかげで、自分の力で書くことができました。

私はガンになったために野島先生にお会いできたことを本当に良かったと思っております。

●鹿児島県在住のＪさんより

私の病気の経過について申し上げます。

自分の体の異変に気がついたのは、いまから八年前です。

時々胸が痛くなるのですが、我慢できないほどの痛みではなく、あまり気にも止めませんでした。

ところが、一昨年の初めごろから、手のひらと足の裏に湿疹ができ、別に痒みはなかったのですが、一応、皮膚科に行ったところ、扁桃腺から来ていることが多いので、喉を検査するようにいわれ、大きな病院に行きましたら、異常なしとのことなので、そのまま放っておきました。

昨年一月ごろ、胸のあたりが痛み、寝返りもできなくなり、今度は外科に行きました。先生から「あなたの手のひらと足の裏に湿疹ができていないですか」と聞かれました。胸の痛みと湿疹は関係があるといわれ、びっくりしました。

その先生も「喉の手術をしたほうが良い」とのことで、別の病院へ紹介状を書いてもらいました。扁桃腺は異常ないとのことでしたが、手術するしかないとのことでした。

そんなとき、市内の病院の院長先生が同じ病気を持っていて、完治したということを知人から聞いたので、さっそくその病院に行き、その先生と話をしました。しかし、先生は「僕は治っていませんよ。漢方薬でなんとか押さえているだけです」ということでした。院長先生さえも治らないのなら、あきらめようと思いました。

胸の痛みは増すばかりで、ついには肩も上がらなくなりました。

それ以前に市内の自然食品店の奥さんから「出水市に良い先生がいらっしゃる」という話を聞いていたので、七月に入り、話に聞いたのじま医院に思い切って入院させてもらいました。

入院したら、野島先生から「あなたは人を恨んだ結果で病気になったのです」といわれ、最初の日は朝から晩まで涙々でした。

人を憎む涙なのか、先生にめぐり会えての感謝の涙なのかわかりません。

結局、十日間入院したのですが、その一回目の入院以来、私の忙しい人生が始まったように思います。

心の在り方、人を憎まないことなどを教えていただき、本当に楽しい毎日です。

野島先生に出会えたことをただただ感謝いたします。

のじま医院に入院するたびに思うことは、患者同士が親子姉妹のようになれること、それから患者の私たちは夕方四時過ぎに食事を済ませ、そのあとで、あちこちの温泉通いができることです。病院のお風呂がない日は、奥さんの車で温泉に連れていってもらうのです。温泉から帰ると、先生はまだ治療中です。

先生は朝六時から入院患者の治療、昼は外来患者さん、外来が終わってから八時過ぎまで入院患者と、本当に申し訳なく思います。

こんな病院は日本中を探してもないと思います。

野島先生にご縁をいただき、心の在り方、人は生かされているのだということに気づかせていただきました。

市内の病院の院長先生自身が自分の病気を治せなかったのに、私はほとんど治りました。

もう一つ、私には病気がありました。耳鳴りです。

十六年ぐらい前から、夜になると耳鳴りがしていました。耳鳴りは治らないものと気にしていませんでした。胸の痛みと手足のことばかり考えていたのです。

知花先生の本の中に、病気のことばかり考えていると、自分の病気に肥料をやるようなものだと書いてあります。それを教訓に私は良い体験をしました。

それもこれも、野島先生にめぐり会えたことが良い結果になったのです。本当に感謝いたします。

チャクラが開いている人は

前にも述べたとおり、エーテルやプラーナなどの波動が出てこそ、周囲を照らす光が発せられるわけですが、それと同時に働いているのがチャクラです。

チャクラも目には見えないもので、人間の霊的中枢といわれ、感情や行動をコントロールする重要な機能です。

チャクラは霊魂と同じように形はありませんが、頭のてっぺんから下半身にかけての七か所にあるとされています。(本当は肉体の外にもたくさんあります)

一番上にあるのがサハスラーラ・チャクラ、一番下にあるのがムーラダーラ・チャクラです。上から四番目にあるのがアナハタ・チャクラで、私

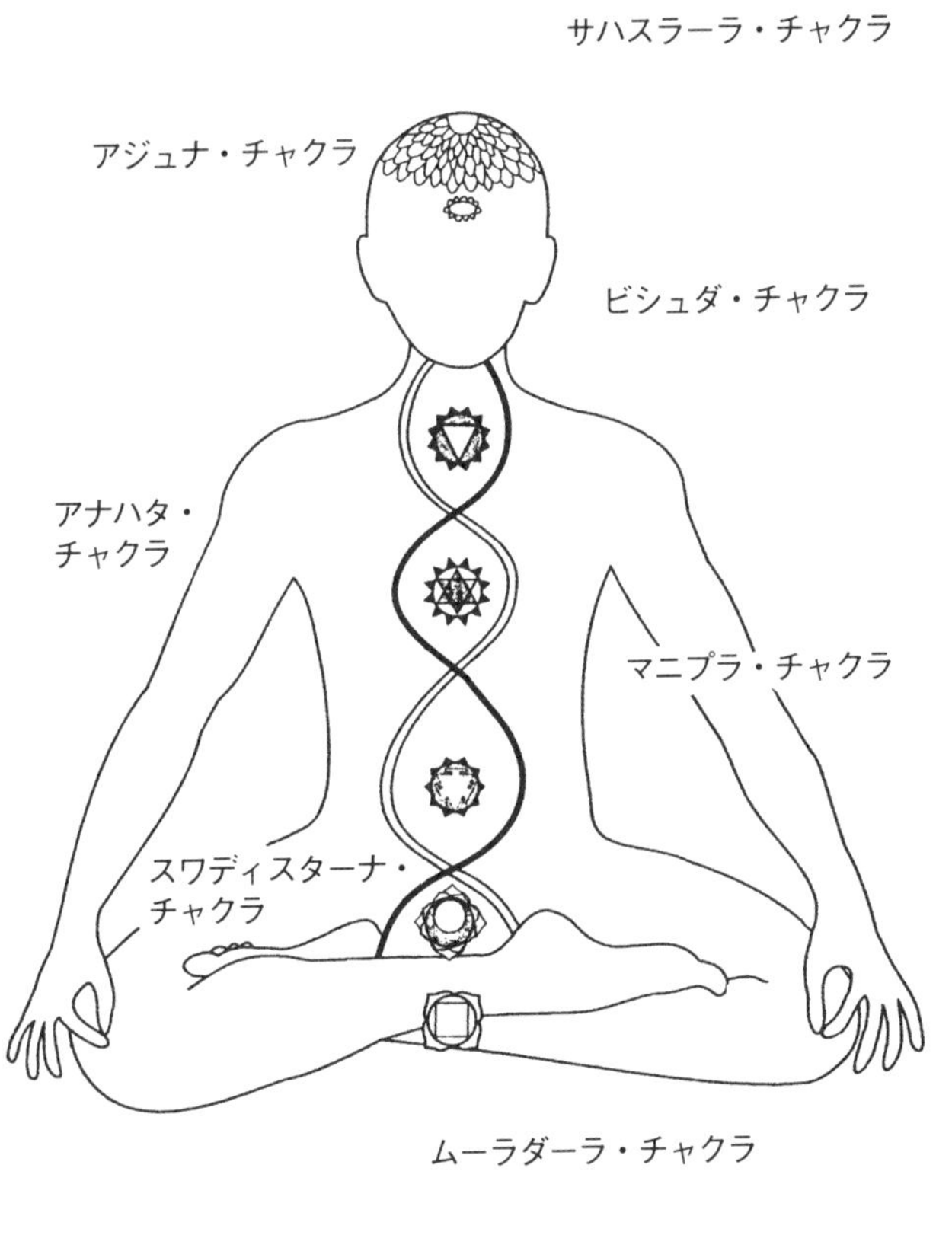

チャクラの位置（『7つのチャクラ』［キャロライン・メイス著、サンマーク出版刊］の中の図を改変）。

はこのチャクラがどうなっているかに注目しています。

なぜならば、そのチャクラが開いているかどうかを見きわめると、病状をつかむことができるからです。フーチでそれがわかります。

アナハタ・チャクラが開いていれば、病気を治す好ましい波動が出ていることになるので、私はそこに注目するのです。

私は入院患者さんを診察する前の早暁、患者さんの名前を書き連ねたノートブックを取り出して、それぞれの人の状態をフーチで調べていきますが、その場合のポイントの一つは、アナハタ・チャクラが開いているかどうかです。開いているということは、エーテルやプラーナの波動が高くて、病気を治そうとするエネルギーが出ているわけです。

私の患者さんでガンが治癒したり、さまざまな難病を克服したりした人は、アナハタ・チャクラが開いていました。

驚くことに最上級のサハスーラ・チャクラが開いている患者さんも、のじま医院には一人だけでなく、数十人います。快癒するのも間違いないでしょう。第九、十、十一チャクラと順番に開いた人もいます。

では、どのような人がチャクラを開くことができるのでしょうか？

心がやさしく、きれいになっている人です。見えないものを信じることができる人です。

さらに、生命はすべての人とつながっていると理解している人で、つながっている以上は、人を差別しません。

差別という言葉を本書で初めて使いましたが、実際、誰もがとても嫌うのは、差別されることです。いわれもなく卑下されたり、のけ者にされれば、心が痛むものです。

たとえ心がきれいな人でも、自分が差別されていると意識すると、相手に対して憎しみを持つようになります。

ところが、アナハタ・チャクラが開いていると、どんな差別を受けても抵抗感がなく、それどころか相手を許せるようになります。許すだけでなく、何の見返りも求めずに相手に奉仕するようになります。

それもこれもアナハタ・チャクラや、さらに上級のサハスーラ・チャクラが開いているからこそできることなのです。

のじま医院ではこのような自己改革を劇的に成功させた患者さんがいっぱいいます。

入院したてのころは、暗い表情をしていて、自分が病気になったことを他人のせいにばかりする人がいたとします。

ところが、二日か三日すると、コロリと変わってしまいます。良好な波動＝エネルギーを出し、チャクラの開いている患者さんたちと接しているうちに、心が清らかになり、同時に病気は自分がつくったことを認めるようになるからです。

そして、回復に向かっていることを自覚できるようになるとともに、生かされていることに大きな喜びを感じるのです。

そうなると、いっそうチャクラが開き、病状はさらに良い方向に向かっていきます。

話はちがいますが、イルカは人間よりもはるかに、はるかに上のチャクラが開いています。

第6章　私たちは何を食べれば良いか

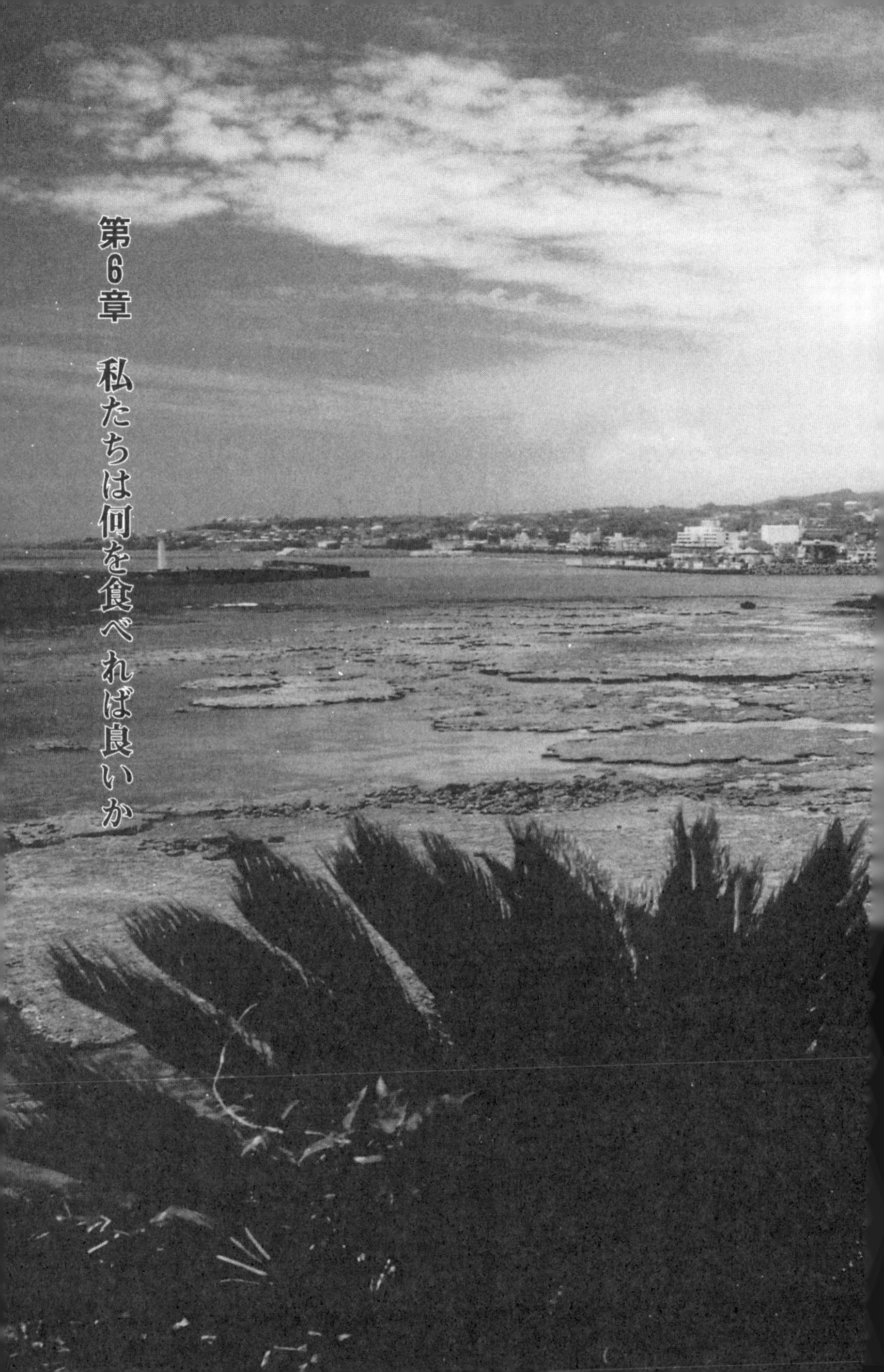

微生物がウジャウジャいた

私は調べたり、試したりするのが好きです。子供のころから、実験も大好きでした。

これは大がかりな実験ではありませんが、ちょっと前、野菜や果物の絞り汁で実験みたいなことをしてみました。

用意したのは、葉物の野菜と根菜のニンジン、それにミカンで、片や農薬で栽培されたものと、片や無農薬か有機農法で栽培されたものです。これらを絞り、ジュース状にして、小さなガラス板に載せ、顕微鏡で観察するのです。

その結果判明したのは、農薬をかけられて育ったものと、そうでないものとでは、まったく違うということでした。誰が観察したって、その違いはわかります。

どう違うかというと、自然農法で育ったものには、微生物がウジャウジャいるのに対して、農薬によるものは、微生物らしきものの姿も形も見えません。

すぐに観察してもその違いがわかるし、三〇分以上してから見ると、その差がもっとはっきりします。

その微生物が何であるか、あいにく私にはわかりませんでしたが、何かの役割を果たしているのは確かです。ミネラル類やビタミン類を多く取り込むように助長しているのかもしれません。

ひところ、有用微生物群の効用が取り沙汰されたことがありました。植物にとっても、人間や他の動物にとっても、有益な微生物が空気中や土壌にたくさん存在していると、例えば、農業の場合、収穫高の上でも、品質の上でも、かなりの好成績が上げられるということです。

私が思うのは、空気中でも、土壌でも、有益な微生物がたくさん含まれているると、植物が本来持っているパワーを引き出してくれるのではないかということです。微生物がどのような元素が良いか、悪いかを判断して、良い元素がうまく調和するように吸収させるのです。

無農薬野菜などを顕微鏡で観察すると、いろんな形をした微生物がウジャウジャいるのは、そのためかもしれません。

一方、農薬や化学肥料は、空気中や土壌にあるはずの微生物を殺してしまうのではないかと思われます。野菜の中で暮らそうとしている微生物を住みにくくさせているはずです。

そうだとすると、微生物の本来の働きをなくしてしまいます。

その代わり野菜などの農産物は、形だけは立派になっているけれども、その中身は変わったものになっているでしょう。野菜などが持っているはずのミネラル類やビタミン類が本来の五分の一とか、十分の一に減っているとしか考えられません。

スーパーマーケットに並べられている野菜類は、おおかた形は整えられているし、色鮮やかだったり、格安だったりします。奥さんたちは、その形と色と値段で購買意欲をそそられているのでしょう。

それが形骸化《けいがいか》したものとは、思ってもみないのかもしれません。

本来持つべき生命が吹き込まれていないのをご存じないのでしょうか。

鶏卵にもそれがいえます。昔のタマゴには生命が入っていました。いわゆる有精卵です。ところが、昨今どんどん値段が下がっているタマゴは、生命が入っていない無精卵がほとんどです。

農薬のもたらす弊害が増え続けて

健康を保ち、常にプラスのエネルギーを出し続けるためには、日ごろ、どのような食品を摂《と》れば良いか、これである程度おわかりでしょう。

極端な話、野菜でいえば、葉っぱをむしったら虫が出てきたり、葉っぱに虫の喰った穴が開いていたほうが、安全で、正しい食品といえます。今どきの若い奥さんだったら、「ワーッ、気味悪い！」と叫んで、その野菜を放り出すかもしれません。

ですけど、益虫にせよ、害虫にせよ、虫が住んでいられる野菜は、それだけ自然に育ったものです。やがては人体に害毒をもたらす農薬漬けのものではないのです。

私が常々思っているのは、生活習慣病を患う人がますます増えている原因の一つに、いわゆる農薬野菜があるのではないかということです。

生活習慣病の範疇《はんちゅう》に入らなくても、慢性的になって治りにくいとか、神経までおかされているなどという病気も増えていますが、これも食べ物、とくに化学物質を多く含んだ農産物に遠因があるように思えます。

産婦人科の医者に聞くと、いわゆる奇形児の産まれる比率が高くなっているとのことです。これも農薬をはじめとする化学物質が母体をむしばんでいるからと考えられます。

子供のことでいえば、若年層の凶悪犯罪が増え続けていますが、この原因は心が正常に育っていないことによります。なぜ正常に育たないかというと、その原因の一つに農薬などの化学物質があると私はにらんでいます。

高齢者のことでいえば、痴ほう症や脳卒中におかされる人が多くなっていますが、これも化学物質を多く摂りこむ生活を続けてきたことと無関係ではないといえます。

このようなことは私だけでなく、多くの人が感づいていることでしょう。感づいていながら、従来からの食習慣を変えようとはしません。

そこで、私がいいたいのは、無農薬野菜を食べるのも、農薬野菜を食べようとしないのも、すべてはその人の意識にかかっているということです。

良い例として挙げたいのは、私の患者さんで重いガンを克服した人は、いつごろからか意識が正しい方向に作用していることです。その表れとして、農薬をたっぷりかけられたような野菜を決して摂取しようとしません。摂取しようとするか、しないかは、自分の意識が働いて、ちゃんと分別しているのです。

この場合の意識とは、きれいな心と同じことです。きれいな心を持ち、「私は生命です」を信じきっている人の意識は、体に良いものか、悪いものかを瞬時にして分別できるのです。

自然につくられたフワフワの畑

心の問題、意識の問題ということでは、野菜などを生産している農家の人たちにも当てはまります。

自然農法で無農薬野菜を生産している人がいるとします。そのような農産物を生産していること自体は素晴らしいことですが、近隣に農薬たっぷりの野菜づくりをしている人がいて、その人を憎んでいるとすれば、それは間違いです。

農薬の害が自分の畑や田圃《たんぼ》に及ぶとして憎んだり、恨んだりしたら、自分のつくる野菜などが本来持っている生命力を弱めます。

なぜならば、野菜にしても、お米にしても、それらの持つ生命が自分の生命とつながっているからです。

それにもかかわらず、隣人を憎んだり、恨んだりすれば、自分がつくっている野菜などと命が通わなくなります。

そうならないためには、隣人を許すことです。自然農法による自分の田畑に悪影響があるとは限りませんが、あったとしても、とにかく許してあげる心を持つことが大切です。そうすれば、憎しみや恨みは、すぐに氷解します。

その上で、自分がつくっている野菜を慈《いつく》しんで、ときには言葉をかけたり、美しい音楽でも聞かせてやれば、無農薬野菜の持つ滋養分がいっそう引き出されます。

栽培している野菜に言葉をかけるのは、農薬を撒くよりもずっと良いことでしょう。

いうまでもなく言葉には言霊《ことだま》の力と働きがあります。言霊の力は、言葉が通じ合う日本人同士にしか通じないというわけではありません。相手が外国人でも、あるいは、動物でも、植物でも、いや、いかなるモノにも言霊の力は働きかけます。

ですから、野菜づくりにおいても言葉をかけることが大事であり、それでこそ自然農法が活かされてくると思うのです。

ところが残念なことに、農薬一辺倒の農業従事者がたくさん集まって、いかにして早生栽培をするかとか、いかにして生産高を伸ばすかなどという話題に終始しているのが、一般的な現状でしょう。

そのような話題で発せられる言霊は、悪い意識をどんどん増大させているようなものなのです。

ところで、農産物と微生物に関連したことで私はこんな体験をしました。ひところ、私はのじま医院に食事療法を採り入れようとして、良質の食材を求めて各地を歩きまわっていました。

その折、奈良県の小規模な農家を訪ねたときのことです。

その家の田畑を見せてもらって、手でちょっと土を掘り起こしてまず驚いたのは、土がフワフワとして柔らかかったことです。

さらにびっくりしたのは、よくよく見ると、土中にいろんな虫や巻き貝がいたことです。

ご主人に聞くと、この田や畑で収穫された農産物は、人が食べるところだけを持ち出して、そのほかのものはそのままそこに放置しているそうです。稲の場合は、穂だけ田圃から持ち出す。タマネギの場合は、タマネギの根だけを畑から持ち出すそうです。雑草はそのまま放置します。

私は、土というのは岩石やその他の鉱物が長い年月によって砕かれ、細かくなったものと考えていました。

ところが、この田畑の土は、二十年前の稲ワラ、野菜の葉っぱと根、それに雑草の上に、十六年前から稲や野菜で人間が取り出したものを除いたすべてが、置かれた状態なのです。外からは何も入れていなくて（堆肥なども）土と混ぜることをしていないのです。つまり、耕していないのです。これは腐葉土が自然にできるのと同じです。腐葉土は落ち葉や腐った木が土と混じり合ってできたものではないのです。そのままなのです。ただ、その畑の土である腐葉土は、植物が重なり合うだけでできたのではないのです。

そこには微生物の働きがあるのです。微生物は土中にも空気中にもあって、植物や動物の死骸を分解する働きをしているのです。

奈良のこの農家の田畑は、まさにそのようにして長い年月をかけてつくられてきたのです。もちろん、人間の知恵が生み出した化学的な肥料やクスリなどは、いっさい施されていません。

そこで直観的に私がわかったのは、このような畑でつくられた野菜こそ、本物の野菜だということです。こんなに自然に育てられた野菜を食べ続けていれば、健康に役立つこと請け合いです。

そうはいっても実際問題、こんな農業経営を続けていたのでは、採算が合わないでしょう。したがって、いかに良質で純粋な野菜とはいっても、消費者は容易にそれを手に入れることはできないかもしれません。やはり、形の大きいものを量的に多く生産するためには堆肥は必要だと思います。

とにかく、この実見を通してあらためて感じたのは、自然のバランスを保つことがいかに大事かということです。商売になる、ならないは別にして、人間はもっと自然の摂理や共生を大切にしているならば、恐ろしい細菌などにおかされる現代病に苦しまずに済むとも感じました。

しかし、あいにく人間は自然環境の破壊に突き進んできました。

そして、自然を大切にしないことは、やさしさや思いやりを失ったことになります。自己中心的な傲慢さがまかり通る世の中になります。

自然を大事にする考え方が押さえ込まれるようになり、利益優先で自然を利用しようとする輪が広がるばかりです。

その輪がますます広がっていくと、地球はいっそう汚れたものになっていきます。

今、農業に対しての私の関心事は、農家の人の意識が大事ではないか、ということです。この一環として、霊的存在として生きている人が栽培した農産物の波動を調べるつもりです。

また、何人かの農家の人で、すばらしい生き方、考え方をしている人に、田や畑に声をかけてくれるよう頼んでいます。それに加えて、収穫した野菜などを少し私に分けてくれるよう、ちゃっかりと頼んでいます。

その結果、平成13年度になってから、アナハタ・チャクラが開いている農家の方が作った米、ミカン、サツマイモを調べてみると、プラーナ波動・エーテル波動が出ていました。高い健康食品(プロポリス、アガリクス等)よりも高い波動が出ているのです。人の意識が植物を変えるのです。

健康を害する自然破壊を憂える

地球が汚されることによって、汚した人間がそのしっぺ返しを受けつつある実例があります。

それは海苔の不作を代表とする例の有明海の問題で、私は早くからこの問題に心を痛めています。

有明海のいちばん奥にある長崎県側の諫早湾《いさはや》がギロチンと呼ばれる多数の鋼板でせき止められ、干拓事業を始めただけでも人間の暴挙です。たちまち動植物の生態系は壊され、これから先、ますます深刻な被害が表面化するでしょう。

熊本県の八代《やつしろ》市に流れ出る球磨《くま》川の上流では、以前からダム建設が進み、その周辺の汚れが広がっています。この分では、八代湾は間違いなくやがて死の海と化してしまうでしょう。

こうしたことが有明海のみならず、さらに広い範囲に悪影響を及ぼしていきます。

これらの、いわば自然破壊は、いずれも人間の欲得に絡む知恵がもたらしています。

干拓事業にしても、ダム建設にしても、短絡的にみれば、誰かが得をするかもしれません。国の関係業者か、地元住民かはわかりませんが、事業の遂行前後にメリットを享受するのでしょう。

しかし、長い年月で考えてみると、そんな一部の人たちの一時的なメリットで自然環境が破壊されて、そのしっぺ返しを多くの人々が受けるのではたまったものではありません。

さっきの農薬野菜の話に照らすと、干拓も、ダムも、農薬と同じだと私は思っています。

どちらも、その場その場の収益を高めるために人間が知恵を働かしたものので、行く末はそれが人の健康を害するものになっていくのです。

強いていえば、自然環境が壊されることと、健康が損なわれることは、並行して進んでいきます。

そのことに気がついている人は、いったいどのぐらいいるのでしょうか。

はなはだお寒いかぎりではないかと思われます。

運動場で動きまわる豚

食べ物のことに話を戻すと、農産物以外に私たちの口に入るものには畜産物や水産物があります。

このうち畜産物は、牛肉、豚肉、鶏肉が代表的だし、これに付随するものに乳製品や鶏卵があります。

水産物には魚類、貝類、海藻類があり、日本人の食生活からは切り離せません。

これら畜産物や水産物の現状はどうなっているでしょうか？

農産物と同様、輸入ものが増える傾向にありますが、経済原理からいってこれはやむをえないことでしょう。ただ、外国産が体に良いかどうかについては、その産地によって千差万別です。

私は必ずしも国産擁護派ではありませんが、国産にせよ、外国産にせよ、畜産物や水産物もできるだけ天然のものにこだわりたいところです。

人間の知恵が働いて育てられたり、採取されたものは、避けたいと思っています。

牛豚鶏にしても、本来彼らが暮らすべき場所でないところに押し込められ、化学的な配合飼料などを与えられて栄養過多になり、早めに育てられてどんどん出荷されていっているのが現状です。

水産物にしても、値の張る高級魚になると、ほとんどが養殖によって出荷されたものです。大衆魚にしたって、天然であるとはかぎりません。海藻類でも、最も消費量の多いワカメは、養殖によるものが全国各地から出荷されています。

このような食品がすべて体に悪いとは一概にはいえませんが、連続してたくさん摂取したり、天然でないものばかりを摂取したりすれば、年月とともになんらかの疾患が出てくる可能性が大きいのは確かです。

農産物にももちろん、同じことがいえます。農薬たっぷりで育てられた野菜を長い年月、摂り続けていれば、体に良いわけがありません。

そうならないように、のじま医院の食材の仕入れは、厳選主義をモットーにしています。

それによって選び抜いた仕入れ先は、別表のとおりですが、例えば、この中で黒豚の肉を仕入れている鹿児島県鹿屋《かのや》市《し》の養豚業者は、別表のような具合です。

ここで飼育されている豚の居場所は、土の地面であることがまずご立派です。普通はコンクリート敷きの豚舎に押し込んでいるのであって、土のある地べたで運動させるなんてことはありませんが、ここではけっこう広い運動場のようなスペースがあって、豚たちは自由に動きまわっています。

のじま医院食材仕入先リスト

私はこれまで、患者さんの病気を治すために色々な治療法などを試してきました。その結果わかったことは、病気はものでは治らないということでした。よく、「○○で病気が治った！」などと本などに書かれていますが、それはものが病気を治したわけではなく、自分が信じることで病気が治るという現象が起こったのです。

しかし、ものには病気を治す力は無いものの、体に良い影響を及ぼすものはあります。生産者の意識が変わることにより、ものからエーテル波動やプラーナ波動が出るようになるのではないかと思っています。当医院では、患者さんになるべく良い食品を摂っていただくため、仕入先を厳選しています。

以下、当院の仕入先をご紹介したいと思います。

{穀類・調味料}

◎ホリスティック医学センター／(有)健康センター中川
熊本県八代市海士江町2680　Tel 0965-33-4251　Fax 0965-33-4255

{玄米・もち米}

◎松元米穀店
鹿児島県出水郡高尾野町下水流1905-3　Tel 0996-82-4069　Fax 0996-82-4134

{野菜類・果物類}

◎(有)くまもと有機の会
熊本市湖東2-1-3　Tel 096-367-3500　Fax 096-369-6550

◎医聖会
千葉県鴨川市金束419　Tel 0470-98-1037　Fax 0470-98-1067

◎岡田省吾・静香さんのお米
熊本県矢代郡鏡町塩浜194-3　Tel & Fax 0965-53-9713

◎上村淳子さんのミカン
熊本県芦《あし》北郡田浦町大字井牟田 613　Tel 0966-87-0866
◎井上　勇・タミ子さんのお米
熊本県上益城郡矢部町成君 1028　Tel 0967-72-2753
◎沖津一陽
徳島県阿波郡市場町大久保行峰 207　Tel 0883-36-4830
◎自然農法伊佐菱刈普及会 / 和田千恵子
Tel 09952-6-0163　Fax 09952-6-5710
（上記で品薄の場合）
◎生活共同組合連合会　グリーンコープ鹿児島　かごしま北薩センター
Tel 0996-20-0233
◎生協コープ　かごしま出水センター
Tel 0996-63-3735
｛鶏肉｝（地鶏）
◎上永吉畜産
鹿児島県小山田町 3316　Tel 099-238-2015
｛豚肉｝（黒豚）
◎三清屋
鹿児島県鹿屋市笠之原町 2653　Tel 0120-41-3408
｛魚類｝
◎浦崎鮮魚店
鹿児島県出水市上鯖渕 58-9　Tel 0996-62-0768
｛お茶｝（三年番茶）
◎川上寛継
鹿児島県大口市宮人 1726-10　Tel 09952-8-2708
｛油類・雑穀類｝
◎鹿北製油
鹿児島県伊佐郡菱刈町荒田 3070　Tel 09952-6-2111
Fax 09952-6-2112

餌はむろん、化学的な配合飼料などを使わず、雑食性の豚が好みそうな餌を与えています。化学物質を摂っていないと、不思議なもので、豚舎などに立ち込めている独特の悪臭が出なくなるほどです。

こうして育てられた豚の肉がまたおいしい。ふやけてパサパサした感じはなく、適度に締まっていて、味わいがあります。

ただし、値段はスーパーなどで売っているものと比べて、かなり高いことは否めません。その代わり高いだけのことはあります。

これは一例にすぎませんが、私のところの食材は、ことほどさように天然自然に近いものを提供してくれるものを選んでいます。

院内食コストがかさんで、病院経営を圧迫するのは目に見えていますが、私は自分が食べたくないような、あるいは、家族に食べさせたくないようなものを患者さんに供することはできません。

悪知恵で生み出したのは低い波動

私はいつものようにフーチ＝振り子で、食べ物のことも調べています。野菜、穀類、肉類、魚介類、海藻類のほか、塩などの調味料もフーチによってその善し悪しを判断しているのです。

野菜でいえば、農薬漬けのものか、自然農法によるものかは、一目瞭然です。お米もどのように栽培されたかは、フーチがちゃんと反応してくれます。

肉や魚も、人間の手が加えられて育ったかどうかは、フーチが答えてくれます。

そこでわかるのは、自然に近い良い食品ほどエーテルの波動が高いということです。プラーナの波動を持ったものも、一部にはあります。それだけ生命エネルギーを豊富に有していることになります。

人間の欲得の絡まないところで育ったものは、それだけ純粋であり、生命力にあふれているのです。

このことは、とくに塩を調べていて痛感させられました。塩も人体に摂り入れる上で重要なものなので、私はいくつかの塩をサンプルにしてフーチを当ててみました。

その結果、南米ボリビアの塩に非常に高い波動があることを知ったのです。昔式の採取法による岩塩で、「これぞ純水の塩！」と思ったものです。チベットの塩も同様でした。これは「紅塩」という商品名で市販されており、ヒマラヤ山脈に埋蔵されている豊富なミネラルやマグマパワーを秘めているそうです。

飲料用や料理用の水についてもこだわりがあり、のじま医院にはパイウォーターなど高エネルギーの水が常備されていることは前述しましたが、なんといっても高い波動を示したのは、北上山脈で採取された水です。山にある花崗岩《かこうがん》を溶かして採取した水で、地球創世記のころの宇宙エネルギーを十分に吸収しているのでしょう。地球が誕生したころにできた岩石は、波動が高いのです。

やはり医者をしている私の弟も、水には凝っていて、この北上山脈から採れる水は、強い制ガン効果があるといっています。

私は蜂蜜にも興味があっていろいろ調べてみましたが、人工的に飼育されていない地蜂《ぢばち》の蜜に勝るものはありません。養蜂場では蜂に栄養物をジャンジャン与えて肥らせていますが、そのような蜂から採られた蜜と、自然に育った蜂の蜜とは、まるで別のもののようです。

蜜蜂のことでいえば、プロポリスがあります。蜜蜂の巣から取り出したエキスで、健康補助食品としても脚光を浴びているし、国産品が出まわっていますが、私が見つけたのは、ブラジルのアマゾン川上流にいる蜜蜂の巣から採取されたものです。その周囲一帯は、まったく農地化されていないそうです。

私がそこで採られたプロポリスをフーチで調べてみると、プラーナ波動が検出されました。

話が食品から少し脱線しましたが、一貫していえるのは、人間の悪しき知恵が入らずに育ったり、生きたりしているものには、波動が高く、良いエネルギーを蓄えたものが多いのは明らかだということです。

それに対して、人の知恵や知識が入ってつくり出されたものは、おしなべて波動が低いのは間違いありません。

農業にしても、漁業にしても、自然を無理にネジ曲げて生産されたものの本当の狙いは、お金儲けにあります。いかにしてより多くの儲けを生み出すかについて人は考え、知識を集め、知恵を働かせて商品としているのです。それをつくっている人の意識が生産物に反映しているのでは、と私は思っています。いうなれば、波動の低い人が波動の悪いものをつくっているのです。

そんな行ないが高じて、結局のところは自然環境を壊したり、生態系を乱したりしています。それはまさに愚挙といえますが、愚挙であろうが、暴挙であろうが、そんな行ないが日本中で性懲《しょうこ》りもなく続けられています。

それがまわりまわって、人々の健康を害し、病気から立ち直りにくい体質に変えてしまっているのです。

他の病院を転々とした患者さん

次に紹介する私の患者さんからの手紙は、とくに食生活を語っているものではありませんが、食べ物、飲み物についてもちょっと触れています。

●熊本県在住のKさんより

私がのじま医院のことを知ったのは、地方のタウン紙に載った「自律神経失調症が良くなった」という投稿を読んでのことです。私の息子も自律神経失調症の症状があり、私は心臓弁膜症で、長い間、クスリと検査を受けていました。

私は病院に勤めていながら、以前から気功とか、玄米菜食などには興味があったので、野島先生の『病気を治すには』という本を読み、のじま医院に行くことに決めました。

野島先生は素朴な方で、患者さんに分け隔てなく接しておられ、「あかひげ先生」みたいだと思いました。

治療をしていただいているとき、先生は「病気をつくったのはあなたですよ」とおっしゃり、いろいろお話をうかがい、今までのことが思い出されて涙が出ました。そうして、一週間の入院でお世話になることにしました。

のじま医院は家庭的な雰囲気で、食事もたいへんおいしく、残さず食べました。

入院して二、三日は眠くて眠くて、こんなに疲れていたのかと思っていたら、ここに入院された方は、ぐっすり眠るとのことで、やはり目に見えないものがあると思いました。

それとびっくりしたのは、「息苦しいイビキをしなくなった」という主人の言葉でした。先生から「首が長くなったでしょう!」といわれていましたが、そのおかげだと思います。

現在は月に一回ぐらいしか通院できませんが、症状も良くなり、薬も飲んでいません。この前の定期の心エコー検査では、半年前と比べると、弁からの血液の逆流が明らかに良くなっていました。私もこれには驚きました。

ストレスなどを感じたとき、ついマイナスの考えをしてしまいますが、「人の生命はつながっているので、自分がしてもらいたいようなことを人にもしてあげなさい」という先生の言葉を思い出し、心を修正しています。

それから先日、遠隔地で水を変える実験を私も体験しました。前の日、先生から説明していただき、電話で気を送るので、コップの水が変わるかどうか、という実験でした。できるかどうか、私も心配でしたが、恐る恐るその水を飲んでみました。朝からあまり水を飲まない私ですが、まろやかで、体の中から温かくなりました。その後で、別の水をもう一杯汲み、飲み比べてみました。と、思わず「ウッソー！」と笑ってしまいました。エネルギーの入った水は、甘く、まろやかで、水道から汲んだ水は苦かったんです。この現象をどう説明できるのでしょうか？　ほんとうにびっくりしてしまいました。

私の息子は、先生とのご縁がまだありませんが、何かありましたら、よろしくお願いいたします。先生との出会いは、私と家族にとりまして貴重な出会いです。これからもよろしくご指導くださいませ。

●鹿児島県在住のMさんより

私は五九歳の男性です。

平成七年十月の夜、相手が一〇〇キロ以上の速度で反対車線を走行し、正面衝突。同乗の友人は首を骨折する大事故でした。私は全身打撲でしたが、友人のことを気遣って入院せず、半年通院しました。

しかし、一年が過ぎたころからムチ打ち症状が出てきて、首・肩・腰がカチカチになり、手足が痺《しび》れ、頭痛で悩みました。その後、左目が充血して、眼科医を数軒転々としましたが、医者の説明も納得できる内容ではなく、あいまいなことをいわれるばかりでした。眼圧は下がらず、ついに左目は失明してしまいました。整骨医院も人の噂や紹介で、あらゆるところを訪ねました。どこも自分が一番というか、暗示というか、病院側の自己満足でごまかされて、少しも回復の兆候がなく、あきらめていました。

そのころ、私のお客さんから、のじま医院を紹介してもらい、早速出かけました。初めは、いままでの治療とはまったく違う方法だったので、少し疑いもありました。

しかし、治療中に全身が熱くなり、全身汗で、左肩がもぎ取られるほどの思いでした。治療が終わってみると、なんとなく首が長くなったような感じがして、首と肩のコリが和らいでいました。帰宅して全身を動かしてみても、前の自分ではないような気がしました。数日後に気がついたのですが、世の中が明るくなったような気分でした。

私自身、笑顔が出てきて、家族も喜んでいます。現在、左眼の充血も半減し、眼圧も下がり、野島先生のご指導のもと、毎日［生命］に感謝して、「健康によって明るい家庭で、未来が輝いていること」を痛感しています。

また、事業のほうも長年研究していた健康飲料『タマネギエキス』の製造に成功しました。これからは、このタマネギエキスを通じて人のため世のために尽くし、野島先生との出会いに感謝し、［生命］の尊さを実感するようにします。

自分自身の人生も変わったような気がします。

たまたまこの二人の患者さんに共通しているのは、病気やケガを少しでも軽くしようと、他の病院を訪ね歩いていることです。しかし、どちらも治るまでには至らなかったようです。ところが、私のところに訪ねてきてからというもの、みるみる快方に向かいました。

このような例は、何もこの二人だけのことではなく、のじま医院に入院したり、通院している患者さんの多くにみられます。

また、Ｋさんは出された食事を残さずに食べられたと書いていますが、これも珍しい例ではなく、私のところではそれが普通です。この点も、他の病院と違うところでしょう。

なぜ、患者さんの食べ残しがないかというと、自然食品ばかりだからです。患者さん自身が「何を食べれば良いか」「何を食べたらいけないか」ということを本能的といいましょうか、意識的といいましょうか、ちゃんと嗅《か》ぎ分けてくれているのです。

食べ残しのことでは、とくにご飯で顕著に表れたときは、私もうれしかったものです。とくに徳島県の沖津さんから仕入れるお米でつくったご飯は、残飯がまったく出ないそうです。これは厨房のスタッフから聞いた話です。

沖津さんのつくられる米からはエーテル波動が出ています。

治すも治さないも本人の自由意思

みなさんはここまで読んできて、日ごろの食生活についてのヒントをいろいろと得られたことでしょう。

ただし、本書は栄養や料理などに関する専門書ではないので、良い食べものや良い食べ方を筋道立てて詳述することは控えました。それに、もとより私は農業や漁業に関しては門外漢なので、立ち入った専門的なことまで解き明かすわけにはいきません。

けれども、何が体に良くて、何が悪いかは、およそ理解していただけたと思います。

それにしても、何を食べるべきかは、自分自身の問題です。食べるか、食べないかを決めるのは自分次第です。

人には誰でも自由意思があります。選んだり、決めたりするのは、最終的には自分の意思です。

私が例えば、「農薬のかかった野菜を食べるのは、いっさい止めなさい」と力説しても、そのとおりにするかどうかを決めるのは、その人自身の自由意思によります。

人はこの自由意思を神からの恩恵として平等に与えられており、誰もが自分の自由意思によって生きられるのです。

ところが、昨今はどうでしょうか。他人から「ああしろ」「こうしろ」といわれ、それに従って生きている人が多くなっています。

教育、しつけ、習慣の名のもとに、人はいま、自由意思を持っていることに気がつかなくなっています。自由意思には自己責任が伴いますが、それを避けるかのように、いま、自分で選ぶのではなくて、社会の習慣に盲目的に従って生きすぎています。

食べることでいえば、自由意思が侵されて、病気をつくるような食べ物や水を選ばされているのです。見えないものを認めていないため、他人からの教えやマスコミなどの情報に盲目的に従っているのです。間違った考え方、生き方をしている人の影響をあまりにも多く受けているのです。

しかし、私が繰り返し説いている「私は生命です」も、見えないものを信じるということも、そのとおりにするかどうかは、それぞれの人の自由意思で決めることです。

自分の意思が「これまでの考え方、生き方でいいんだ」とするのであれば、それで良いでしょう。そのかわり病気が治るどころか、さらに悪化するでしょう。

前にも述べた「ガンにおかされた人は幸せだ」という意味は、この自由意思と深い関係があります。というのは、えてしてガンの患者さんは、病状の進行とともに「早く治りたい」という強い切迫感を持っており、私の話を良く理解してくれるので、それだけ意識の切り替えが早いのです。「自分がつくった病気は自分が治す」という意識になるのです。

この意識は、自分の自由意思によって切り換えたものです。

そして、考え方と生き方を変えたことによって、心がきれいになるとともに悪い想念が消えていき、ガンは快方に向かっていきます。

このようにきれいな心を持つようになれたことが、私のいう「幸せだ」の真意です。

この話から推しても、病気が治るかどうかは、本人の自由意思によるものです。

正しい食生活をして病気にならないようにするのも、自由意思を間違いのない方向に発揮してこそ、可能になるのです。

その一方で、私のエネルギーは今でも日に日に強くなっており、エネルギー療法によって不思議とも思えるほどの治験例を積み重ねています。

私はこうして病気を治しきった人たちが多くなればなるほど、医師冥利《みょうり》に尽きると思っており、患者さんとともに喜びを分かち合っています。

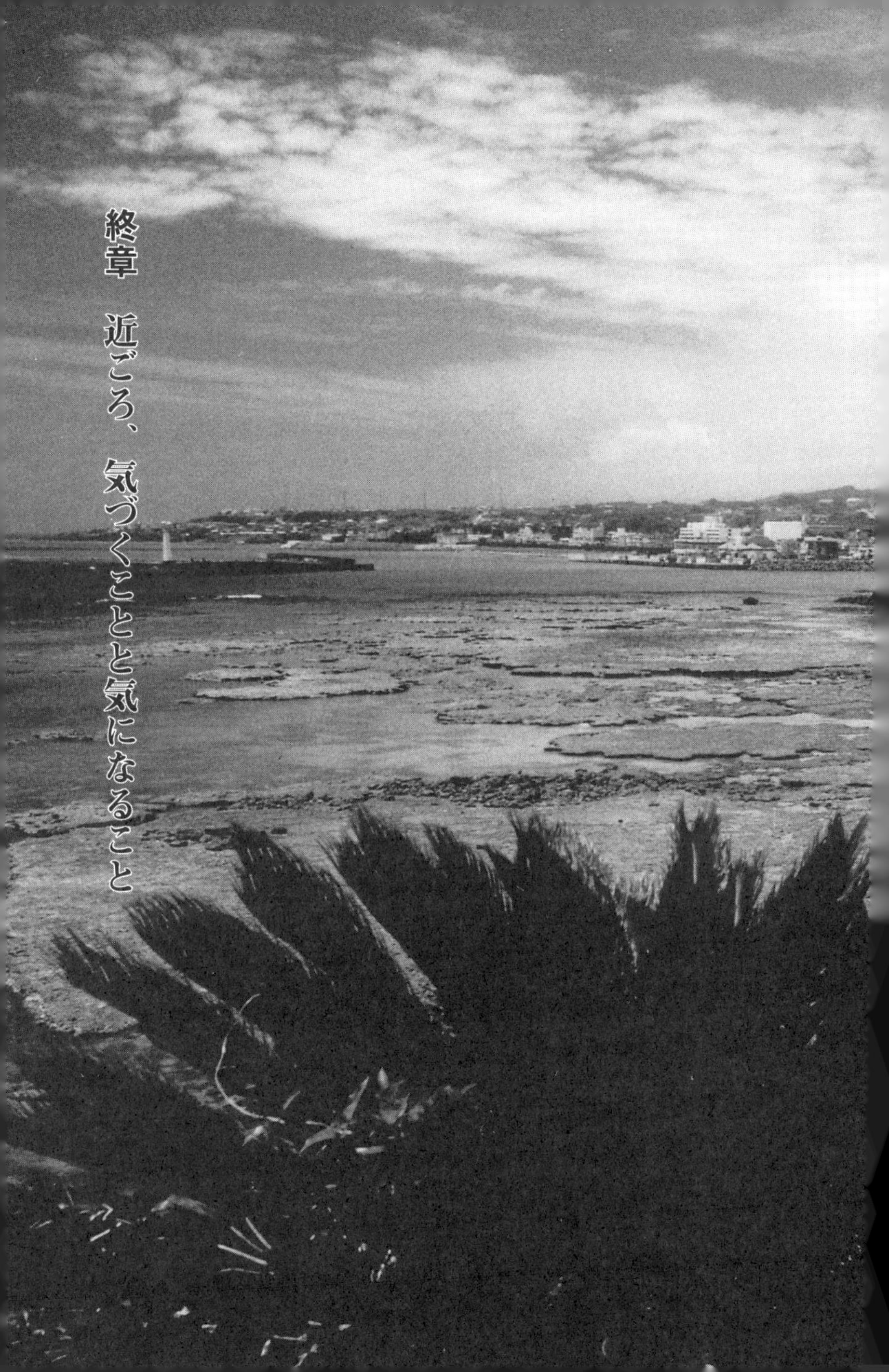

終章　近ごろ、気づくことと気になること

★

前章までは、だいたい最近一年間の私の講演録をもとにまとめたものです。ほぼ一年前に話したことも記されています。ではそれだけ新鮮味がないかというと、必ずしもそうとは言い切れません。私のしゃべっていることは、「二年前、三年前と同じじゃないか」という人がいるぐらいです。

しかし、その後の新しい発見や自分自身のエネルギーの高まりなどによって、細部においては話の内容や表現が変わってきています。

したがって、最後のこの章では、これまでの繰り返しもありますが、現時点で私が気づいたことや気になることを加えて述べてみたいと思います。

まず昨今、私は医師免許を持っている人間として、自分はいったい何者なのかということを考えたとき、〈不思議な力を持っているなぁ〉と感心すること、しきりです。自画自賛のようですが、自分の患者さんだけでなく、世界のどこに住んでいる人に関しても、波動的に体内のホルモンのことや、どのような感情（怒り、憎しみ、不安、心配、妬み、自尊心など）を持っているかがわかるのですから、〈不思議な力〉といっても言い過ぎではないでしょう。

このことからして、世界中のすべての人と自分がつながっているのは間違いないようです。この世を去った人のことでも、ホルモンや感情の波動はわかるのです。（ただ、この世にいない人のホルモンは、アドレナリンとアセチルコリンの波動だけを知ることができます）

生命は宇宙にたった一つしかないことを実感するのも、しばしばです。とくに、ガンが消えたり、良くなっているだろうと思われる患者さんに日常生活において、やさしさと思いやりが出てくるのは、当たり前のことだとわかります。人はすべての人とつながっているからです。人にしたことは、自分にしたことです。生命は宇宙に一つ、ということを実感せざるをえません。

ガン以外の患者さんでも、心がきれいになってくると、やさしさ、思いやりが出てきます。同時に、他人と自分は違うと思うとか、人を見下すとか、逆に自分を卑下するという想いはなくなります。威張ったところとか、知識があってもひけらかすことがなくなります。心がきれいになると、必ず謙虚になるようです。

私は昨今、そのようなことをあらためて噛み締めています。

★

最近、講演会の後で「すごく感動しました」といわれることが多くなったように思えます。参加者の名簿で、それぞれの人の意識の状態を調べるのですが、怒り、憎しみ、恨み、妬み、不安などの悪い波動が消えた人が目立ちます。会場に参加されている人は誰でも、体が温かくなり、真剣に私の話を聞いているのです。会場の雰囲気が他の講演会とは違うことに、すべての人が気がつくようです。

私の話を聞き終わって会場を出るときには、頭痛、肩凝り、腰痛が消えている人もかなりいます。あまり動かなかった関節が動くようになった人もいます。参加された人から「その夜は熟睡しました」ということを後でよく聞きます。

参加された人の悪い波動が、私から出る宇宙エネルギーによって消えるためです。

宇宙エネルギーの波動は、私が触っても、私の話を聞いただけでも、その人に入ります。しかし、これは一時的なものです。高い周波数のエネルギーが私から出るようになったために、効果のある時間が長くなってきましたが、それでも不安や恐怖が急に起きたときには、私から出る宇宙エネルギーはすぐにそれによって打ち消されます。

私と電話で話すと、相手の人は数分するうちに体が温かくなります。私の言葉は、宇宙エネルギーそのものだからです。人だけでなく、私のそばにある水やモノも変わります。私が水に「いちばん良い水に変わりなさい」と声をかけると、宇宙エネルギーが入り、数分後にはその水からプラーナ波動が出てきます。数十分すると、宇宙エネルギーの波動とプラーナの波動は消え、エーテル波動だけが残ります。それを飲むと、ノド越しの良さがわかります。胃がモヤモヤして温かくなり、胸や顔がフワフワとして温かくなった感じになります。

私から出る宇宙エネルギーは、日ごとに強くなり、無限に大きくなっていることを実感させられる事例が増えています。

★

私はガンの治療に精力をそそいでいますが、ガンは患者さん本人が別人みたいに変わらなくては治りません。悪想念を持つことは絶対にいけません。

その他の病気は、悪想念を少しずつなくすことにより何でも治ると、いままでは思っています。症状としての肩凝り、腰痛、上下肢の痺れは、手術などまったく必要ないのではないでしょうか。糖尿病や血管の病気で足が腐る人がいますが、生き方と考え方を変えたところで私が触れば、足を切断する必要もないのでは、と思えてなりません。

いかなる病気も、持てる宇宙エネルギーを悪く使ったがために起こるのです。鬱《うつ》病、不安神経症、不眠症などの心の病気も同じです。怒り、憎しみ、恨み、そして、まだ起こってもいないことを心配するのをやめれば良いのです。

なぜ、そのような想いをしたら病気になるのかというと、生命は宇宙に一つしかないからです。自分と他人とは、根っこのところでは完全に一体化しているからです。本質のところでは、自分と他人は一体なのです。人にしたことは、自分にしたことなのです。

自分の体（肉体）こそが自分だと思って生きている人には、カバラの生命の木によるクリフォト（悪鬼）の波動が出ます。人間として生きる人、つまり、見えないものがあることを理解できない人、肉体を自分だとして生きている人は、悪鬼として生きているのです。その悪鬼の中に悪魔の波動が出る人がいるのは、恐ろしいことです。

一方、他人を非難しない生き方をするようになった人には、天使の波動が出ます。

本来、全知全能である自分がつくった病気が、クスリや注射で治ると信じたり、偶像を拝んだり、お祓《はら》いを受けたりしても治るわけはないのです。クスリ、注射、手術は、単に症状をとる方法なのです。

★

最近、新たに気がついたのは、すでにプレアデス波動が出ていて、霊体の波動が出るようになった人の中には、シリウス波動が出てきて、さらにオリオン波動が出るようになった人もいるということです。地球、太陽系の波動が出ていた人は、意識が次第に上昇すると、プレアデス波動が出るようになり、それからシリウス、オリオンと波動が上昇していくようです。

以前より私の波動を受けていた人は、直接触ったときでも、遠隔治療のときでも、電子波動、陽子波動、中性子波動が出るのがわかっていましたが、クォーク波動が出るようになったのには驚きました。さらに、ニュートリノ波動も出るようになったのです。一体どうなっているのでしょうか?

大宇宙に起きていること(マクロの世界)は、小宇宙である私たちの内部・意識の世界(ミクロの世界)でも、まったく同じように起きているのではないかと思います。マクロの世界とミクロの世界は、同じなのかもしれません。

ガンと診断されて、その後、治った人からは、反ニュートリノ、反クォーク、反中性子、反陽子、陽電子の波動がそれぞれ消え、電子波動、陽子波動、クォーク波動が出ています。心がきれいになるにしたがって電子波動が強くなります。

エーテル(体)波動と、その人から出ている電子波動とは同じもののようです。

★

最後に、病気を治すためにいちばん大事なのは、感情のコントロールであることを訴えたいと思います。

入院中の患者さんの中で、びっくりするような症状を見せてくれる人がいます。前日まで良く眠れて、楽しく過ごしていた人が急に眠れなくなり、悶々とした夜を送り、朝起きてみると、体が震え、声も小さく、話す言葉もたどたどしくなり、食事も摂れない状態になることがあります。体が固くなり、体のあちこちに痛みも出ています。

外来の患者さんでも、他の病院で検査結果を聞いて、「まだ良くなっていない」、「抗ガン剤を使ったほうが良いのでは」、「放射線治療をしたほうが良い」などと勧められ、その後パニック状態になり、動悸がして、うわずった話しぶりになり、胸が苦しくなる人もいます。

そのような人も、私が直接触ったり、遠隔治療をするだけで病状は消失します。感情が動揺し、不安、心配、恐怖にかられると、どのような症状でも人はつくれます。否定的な感情のとき、陽電子、反陽子などの反粒子を自分でつくり、それがいつの間にか体に異常を来していくのです。それは感情のコントロールが狂っている表れであり、病気は間違いなく自分でつくれることを示しています。ということは、病気を治すのも、自分でできるのです。

私の患者さんの中で、〈こんなにも変わるのか!〉と、びっくりさせられる人が多くなっています。波動的にはガイア波動が大きくなり、星の波動(プレアデス、シリウス、オリオン、アンドロメダ)が出ている人です。すばらしい生き方をするようになった人からは、元素の波動としては鉄の波動が出ていました(最近はそのような人からはN極磁気モノポールの波動が出てきています)。人を愛し、地球を愛し、宇宙を愛する人が多くなってきているのです。

人間として生きている人、いうなれば病気になる人は、金の波動が出ています。ガンになる人からは、ウラニウムの波動まで出ています。痴呆になる人からはアルミニウム、素粒子物理学者のスティーブン・ホーキングのような人からはヒ素の波動が出ています。

私はというと、N極磁気モノポールの波動が出ています。ビッグバンで起きたことが、私の中でも起きているようです。

磁気モノポール（磁気単極子）とは、N極だけ、あるいはS極だけで存在する磁石のことです。磁石のモノポールを発見することは、素粒子物理学者の夢だそうです。私は、それは人の意識だと思っています。「人間として」生きる人はS極の磁気モノポールとして生きることになります。N極の磁気モノポールとして生きる人は、生命として神として、霊として生き、与える人生を生きることになります。N極の世界で生きることにより、与える人生を歩むことになり、治す力が出てくるのです。N極の世界は光の世界です。霊太陽はN極に存在します。

そのため私の近くにいる人は、体が温かくなり、気持ちが良くなってきます。太陽光線に当たっているのと同じ状態になります。私の中に霊太陽があるとしか思えません。なお、霊太陽とは、すべての人に内在する光のことです。

★

昨年（二〇〇一年）八月に四国の剣山《つるぎさん》に行ってきました。ある人から勧められたからです。「剣山に行くと、金の卵が見られるでしょう」というのです。

実際に見ることはできなかったけれど、金の卵とは何かを知ることができました。私にとって金の卵とは、患者さんのことでした。剣山の山頂で目をつぶっていて、体が温かくなったとき、ハッと気がついたのは、〈私の体で金の卵を温めれば良いんだ〉ということでした。

次いで九月には、二十三人の患者さんたちと一緒に徳之島に行きました。昼は島巡りをして遊び、夜はいままで見たこともない大きな伊勢エビの刺身を食べたりして楽しく過ごしました。夕食のあとは、二日とも私が一時間ほど話をしました。二日目のとき、地元のご婦人は私の話を聞いたあと、十年以上前から伸びなかった指が真っ直ぐに伸び、痛みもなくなりました。その場にいた人たちは、冷房中の部屋が暑くなっていたのと合わせて驚いていました。参加された人たち全員、自分の意識が上がっていることにそれぞれ気がついたようです。

こうして四国と南西諸島で自然に接することができて幸せでしたが、気になることもありました。

とくに、四国で電車の中から吉野川と四万十川、それに山々を眺めていて感じたのは、〈吉野川も四万十川も死につつあるな〉ということと、〈山には杉や檜の不自然林ばかりがある〉ということです。山と川との関係からすると、落ち葉をつくる広葉樹がなくなったのだから、山の保水力が弱まり、地下水とともに川にミネラルや自然の栄養物が流れていかないことになります。それでは水量が減り、魚やエビが少なくなったのも、当然の結果です。四万十川の屋形船の船頭さんも、川の水が以前に比べて異常に減ったし、アユや川エビが少なくなったと話していました。

また、針葉樹の森の中では、イノシシも猿もリスも住めません。そのことをあらためて知らされたようでした。

自然を破壊するのは、人間だけです。

循環の法則により、自然破壊は人間の生存に恐ろしい影響を及ぼします。生存が危うくなってきて初めて、自分たちは一体何をしてきたかを考えるようになるのでしょうか。

あとがき

私の初めての単行本となった『病気を治すには』(副題　現代医療に立ち向かう心の治療法)が出版されたのは、三年ほど前でした。たま出版から「本を出しませんか」とのお誘いがかかったときは、予期していたことが現実になるのかなと、少しうれしくなったものでした。同時に、直観的にこの本は後世に残る本になることを確信しました。

そのころ、この時代に私がしなくてはいけないことをうすうす感じていたので、本を作るもととなる講演のビデオを増やしていたのです。

実際に本が出てみると、たちどころに相当な部数の本が、羽が生えたようにさばけていきました。当初はそんな状況でしたが、その後は落ち着いたペースで、着実に読者が増えました。私の講演活動もそれと並行するように忙しくなり、講演会場で本を買い求めてくれる人たちはあとを絶ちません。のじま医院に来た患者さんが、病気で苦しんでいる友人知人への贈り物として買い求めることも多いようです。

そういった具合で、私の〝処女作〟の初版本は、在庫が底をついてきましたので、増刷という当初思ってもみなかったことが実現しました。

一方でそのころから、私に次作を求める声がしばしば聞かれるようになってきたのです。本書はそれに応えてつくられました。

ところで、のじま医院は、見えないものが存在することを実感できる点で、世界で唯一の医療機関ではないかと思っています。医師ではありませんが、ブラジルには〝ドクター・フリッツ〟(実際にはドイツ人医師でしたが、没後、医師ではないブラジル人ルーベン・フィリオに神がかりして驚異的な治療成果をあげている)がいるようです。また、この世にいまは亡き〝ダスカロス〟(地中海に浮かぶ国キプロスに住み、生涯を他者への愛に捧げた超一級の覚者。ヒーラーでもあった）といわれた人がいたようです。このような人たちの実話を知るにつけ、私の医術ももっと前進させたいと考えています。

さて、本書を読めば、自分が生命（神、または仏）として生きていることを認めた人は、どんな病気でも治すことが理解できるでしょう。人生は、苦しむことではなく、楽しく生きることだと思えてくるでしょう。そんな想いがこの本には込められています。

内容的にみて基調は前作と同じようなものですが、しかし、前作から三年以上という月日を経ています。その間、私のエネルギー療法は長足の進歩や変化をみています。地球や宇宙で起きていることが、私の生命体の中でも起きていることがわかってきました。

一方で、私を頼って来られる患者さんの病気は、ますます多岐にわたっています。しかし、治療法は一つで良いのです。宇宙の中に私は存在して

——

吾《わ》が　師《し》より

ほとばしり出《い》ずる　言霊《ことだま》

在《あ》りて　ある

あまねき　生命《いのち》に

ひびき　渡《わた》らん

——

カバーと扉の写真を撮影してくださった成貢様が「私ども迷盲の徒を親しく導きくださいます大愛であられる先生。いつまでも大宇宙にあまねく霊太陽として燦然と輝かれますように」という賛辞とともに寄せてくださいました。

いるし、宇宙は私の中に存在しているのですから。

本書には患者さんからの幾通かのお手紙を掲載させていただきました。インターネットにホームページを開設したからではないでしょうが、のじま医院には患者さんやその家族からの手紙が多く寄せられます。その中の一部を使わせてもらったわけですが、一連のお手紙が花を添えた感じになったのではないでしょうか。とにかく、こむずかしい医学書ではないので、気楽に読んでいただければ幸いです。

一般的にも、診療行為には患者側と医師側の心が通ってこそ、良好な結果が導き出されるものです。ましてや宇宙エネルギーを使っての私の治療では、患者さんは信じる心を持つことが大事です。

数年前までは、地元出水市の患者さんたちに見えないものを信じるように話をしても、徒労に終わることがほとんどでした。まして自分の病気を治すには自分の心を変えなくてはと、いくら訴えてもムダでした。

ところが、いまではどんな病院に行っても良くならなかった痛みの症状のある人が、のじま医院に続々と来るようになってきました。そして、痛みが消失してくると、人は誰でも素直になるようです。体が良くなると、心も変わると思えるようになってきたことでしょう。

最後になりましたが、本書の製作に当たっては多くの方々にご協力をいただきました。とくに、私のたくさんの講演ビデオを再生して、本書をまとめてくれたライターの栗田英二さん、資料の取りまとめや受発信を受け持った私の娘、野島郁美、それに出版社のご担当の方々には、心より深く感謝いたします。また、原稿を何回も読んでくれた妻・野島美千子に、ごくろうさんと言いたいと思います。

平成一三年一二月

野島政男

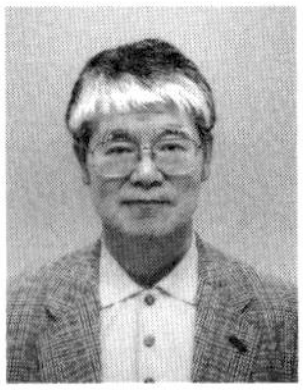

著者紹介

野島 政男（のじま まさお）

1942年、中国東北部の張家口で医師の子として生まれる。終戦によって引き揚げ、1968年、鹿児島大学医学部卒業。最初の医療活動は外科医として共産党系の代々木病院（東京）で始める。6年後には鹿児島に戻り、地元の医療生協病院の設立でリーダー役を務め、同病院の初代院長に就任。その後、院長職務が多忙となり、理想とする医療活動から離れていったため院長を退き、実父が開業した野島医院（出水市）を継ぐ。開業医としては当初、食事療法や気功療法を採り入れていたが、自身の波動＝エネルギーの高まりとともに、日本国内ではまれにみるエネルギー療法の新境地を開き、新たな医の道に挑戦中。著書に『病気を治すには』『病気を治す意識の処方箋』『意識を変えたらガンが消えた』『意識を変えれば病気の波動が消える』（たま出版）等がある。

現住所 〒899-0212 鹿児島県出水市上知識町552 電話 0996-63-3355
FAX 0996-63-3356
ホームページ http://nojimaiin.com
メールアドレス nojimaiin@mx6.tiki.ne.jp

意識が病気を治す

2002年 2月 15日 初版第1刷発行
2011年 1月 5日 初版第6刷発行

著　者　野島 政男
発行者　韮澤 潤一郎
発行所　株式会社 たま出版
〒160-0004 東京都新宿区四谷4-28-20
☎03-5369-3051（代表）
http://www.tamabook.com
振替 00130-5-94804
印刷所　東洋経済印刷株式会社

ISBN978-4-8127-0153-9 C0011